MÉMOIRE PRATIQUE

SUR LES

ACCOUCHEMENTS ARTIFICIELS,

PAR LE DOCTEUR KOŚCIAKIEWICZ,

MEMBRE CORRESPONDANT DE L'ACADÉMIE ROYALE DES SCIENCES NATURELLES DE MADRID, DE L'ACADÉMIE DE MÉDECINE ET CHIRURGIE DE LA MÊME VILLE, DE LA SOCIÉTÉ DES SCIENCES MÉDICALES DE LISBONNE, DE LA SOCIÉTÉ DES SCIENCES NATURELLES ET MÉDICALES DE BRUXELLES, DE LA SOCIÉTÉ DE MÉDECINE DE GAND, DE LA SOCIÉTÉ MÉDICO-CHIRURGICALE DE BRUGES, DE LA SOCIÉTÉ ROYALE DE MÉDECINE, CHIRURGIE ET PHARMACIE DE TOULOUSE, DE MARSEILLE, DE BORDEAUX, DE TOURS, D'ANGERS; DE LA SOCIÉTÉ MÉDICALE D'ÉMULATION DE LYON, ETC., ETC.

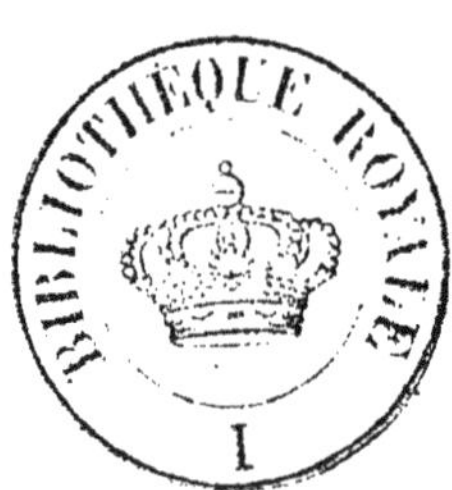

L'art des accouchements est aussi noble par son sujet qu'utile par sa fin; il est le seul qui jouisse de la prérogative de sauver souvent d'un seul coup de main plusieurs individus à la fois.

LEVRET, *Préface sur les accouchements laborieux.*

LYON.

IMPRIMERIE TYPOGRAPHIQUE ET LITHOGRAPHIQUE

D'H^ce BRUNET, FONVILLE ET Cie,

GRANDE RUE SAINTE-CATHERINE, 11.

1845.

À

Monsieur le Docteur

DON SERAPIO ESCOLAR,

SECRÉTAIRE DU GOUVERNEMENT
PRÈS DE L'ACADÉMIE DE MÉDECINE ET CHIRURGIE DE MADRID, MEMBRE
TITULAIRE DE L'ACADÉMIE ROYALE DES SCIENCES
NATURELLES DE LA MÊME VILLE, ETC., ETC.

Comblé de votre bienveillance, il m'est très doux, Monsieur et illustre Collègue, de pouvoir vous témoigner publiquement ma vive reconnaissance, en vous offrant la dédicace de ce petit opuscule, indigne sans doute de paraître sous vos auspices.... mais les besoins pressants de mon coeur m'ont forcé à saisir la première occasion pour vous les manifester.

Que ces quelques lignes puissent vous convaincre, Monsieur et très savant Confrère, de la vive sympathie, du profond respect et de la haute considération que j'ai pour votre Personne, ainsi que pour les deux célèbres Académies qui daignèrent m'accueillir dans leur sein, et vous faire comprendre le prix que j'attache à cet insigne honneur!...

Veuillez, Monsieur, recevoir l'expression de mes sentiments avec autant de bonté que j'ai mis de plaisir et d'empressement à vous les exprimer....

Votre très humble et très obéissant serviteur,

LE D^r^ KOŚCIAKIEWICZ.

AVANT-PROPOS.

Au commencement de ma carrière médicale, pendant assez longtemps j'ai éprouvé bien des difficultés dans l'application de la théorie à la pratique sous plus d'un rapport, et particulièrement dans l'art des accouchements ; ce fut ce qui m'engagea par la suite à étudier mieux que je ne l'avais fait jusqu'alors un sujet qui me causait bien de l'ennui et de l'embarras.

Après quelques années d'exercice dans un village de Provence, je me suis retiré à Marseille, et c'est dans cette ville, en 1839, que j'ai rédigé ce mémoire. L'ayant revu depuis, et augmenté des découvertes nouvelles dont cette science s'est enrichie, je me propose aujourd'hui de le livrer à la publicité.

De toutes les branches de l'art de guérir, celle des accouchements a, sans contredit, atteint de nos jours le plus haut degré de perfectionnement. Ses principes reposent sur des bases solides, sont susceptibles d'une démonstration mathématique, envisagés surtout sous le point de vue pratique et en ce qui concerne les accouchements artificiels ; mais, pour bien connaître le mécanisme de ces derniers, il est de toute nécessité d'avoir l'idée la plus juste de celui qui s'opère par les seuls soins de la nature : car la manœuvre de l'artificiel ne doit être que l'imitation du naturel, ou du moins s'approcher autant qu'il est possible de ce dernier.

Pour agir avec plus de sûreté et de précision, il est indispensable de connaître à fond les divers diamètres du bassin de la femme, ainsi que ceux de diverses parties du corps, et principalement de la tête, du fœtus, ses présentations les plus propices à la parturition, les vices de conformation du bassin et des organes génitaux de la mère, les monstruosités de l'enfant, les maladies préexistantes de l'un et de l'autre : et ce n'est qu'autant que l'on sera muni de ces notions préliminaires, qu'on pourra se livrer avec quelques succès à l'exercice de cet art.

Si le dit-on « Ce n'est qu'à force de faire que l'on devient un bon artiste » est vrai dans tous les arts en général, il l'est encore davantage dans celui des accouchements, où la connaissance de la théorie n'est qu'un puissant auxiliaire, où, en outre, celui qui se destine à la pratique de cette partie doit être doué d'un caractère ferme, entreprenant, peu sensible à tout cri de douleur, et même de désespoir : les hésitations sont ici, non seulement préjudiciables, mais encore dangereuses, et l'expectation exagérée est le pire de tout.

La grande habitude de faire est la base principale, le seul guide certain qui gouverne un accoucheur dans ce qu'il doit entreprendre dans des circonstances souvent bien critiques. Il est positif que les savants et laborieux travaux de Levret, Baudelocque, Smellie, Gardien, Dugès, ceux de MM. Capuron, Burns, Velpeau, Moreau, J. Hatin, Chailly, Cazeaux, et de tant d'autres, lorsqu'on les a approfondis, sont d'un immense secours dans ces cas embarrassants; mais avant tout il faut être praticien de vieille date.

Ainsi, ce n'est qu'au bout de dix années de pratique, soit la mienne propre, soit celle de mes maîtres, que je me hasarde à mettre au jour ce travail, tout imparfait qu'il soit malgré mes efforts constants pour le rendre meilleur; et j'aurais dû le laisser ronger par les vers, si les devoirs imposés par les sociétés savantes auxquelles j'ai l'honneur d'appartenir, ne me forçaient à donner un signe de vie par quelque publication scientifique.

D'un autre côté, lorsqu'on est seul au monde... éloigné des siens... on doit chercher la consolation de toutes ces privations dans les sciences : ainsi je passe mon temps d'exil le plus utilement possible, en me livrant aux études sérieuses qui peuvent rendre quelque service, si ce n'est pas à ma malheureuse patrie... c'est au moins à moi-même... me souvenant d'ailleurs de ces lignes de Cicéron : « Studia adolescentiam alunt, senectutem oblec- « tant, secundas res ornant, *adversis perfugium* « *ac solatium præbent*, delectant domi, non im- « pediunt foris; pernoctant nobiscum, peregri- « nantur, rusticantur. »

Tels furent les motifs de la publication de ce travail.

MÉMOIRE PRATIQUE

SUR LES

ACCOUCHEMENTS ARTIFICIELS.

Qu'est-ce qu'un accouchement artificiel, quelles sont les causes qui le font naître, quels sont les moyens auxquels on doit avoir recours pour sa terminaison ?

Telle est la question que je me suis proposé de résoudre dans ce travail, qui, comme on le pense bien, ne pourra comporter que les idées générales émises par les maîtres de cet art, et autant qu'elles ont un trait direct à la pratique.

On entend par *accouchement artificiel* celui dans lequel les efforts naturels sont insuffisants pour que la femme puisse se débarrasser seule du produit de la conception, et pour la terminaison duquel on est obligé de recourir à des manœuvres, soit manuelles, soit instrumentales.

M. J. Hatin, dans son ouvrage intitulé *La manœuvre de tous les accouchements contre-nature réduite à sa plus grande simplicité, d'après les préceptes de Gardien et de Capuron*, a établi trois espèces d'accouchements artificiels ou contre-nature, par rapport aux moyens qu'on met en usage ; savoir : la main seule, les instruments mousses, et les instruments tranchants.

« La main seule, dit cet auteur, peut suffire lorsque le bassin de la mère est bien conformé, et que l'enfant n'a que son volume ordinaire.

« Les instruments mousses sont le plus souvent indispensables, lorsqu'il y a un peu d'étroitesse dans le bassin, ou que l'enfant est plus volumineux qu'il ne doit l'être.

« Enfin, les instruments tranchants ne peuvent être évités, toutes les fois qu'il y a une grande disproportion entre le volume de l'enfant et le bassin de la mère. »

Ce dernier genre d'accouchements artificiels peut-être divisé en deux ordres, selon que l'application des instruments a lieu sur la mère ou sur le fœtus.

Certes, lorsqu'on est parvenu à ce degré de certitude que l'on puisse dire hardiment que, dans un cas donné, on doit recourir à telle manœuvre de préférence à telle autre, l'art n'est plus *conjectural*, comme le disent les gens du monde, qui critiquent tout sans connaître la portée ni la valeur d'une science.

Il ne faut pas juger la médecine par la manière dont elle est souvent exercée par les gens sans vocation et sans moyens, livrée, tantôt à une ignorance complète, tantôt au charlatanisme le plus exécrable, pire que la peste... charlatanisme qui porte la tête levée, ne doutant de rien, discutant sur tout sans rien connaître à fond, exploitant avec la plus sordide spéculation cette pauvre humanité, qui se laisse imposer par les apparences et la nouveauté pour en être dupe. Les règles de l'art sont uniques, fixes et immuables pour tout le monde ; il ne faut pas, par conséquent, s'en prendre à cette science de ce que ses principes sont diversement compris et interprétés par ceux qui se livrent à sa pratique.

Après cette courte digression, je reviens à mon sujet, et je commence par l'*étiologie*.

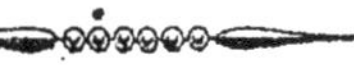

ÉTIOLOGIE.

La femme et l'enfant étant deux êtres bien distincts, chacun d'eux peut apporter des *causes* à l'accouchement artificiel, propres et inhérentes à eux; j'aurai par conséquent, dans la suite de ce travail, *deux ordres* de causes à examiner: les unes dépendantes de la mère; les autres, de son produit de conception. Chaque ordre peut se diviser en *deux genres :*

Le premier contiendra les causes imprévues ou accidentelles; le second renfermera les causes préexistantes ou essentielles qui peuvent être observées bien avant que le travail puerpéral commence, et qui sont inhérentes à chaque individu.

Au PREMIER ORDRE et *premier genre* appartiennent : une hémorrhagie abondante quelconque, principalement utérine, qui menace la vie du fœtus et de la mère; des convulsions; une syncope et une grande faiblesse de la femme provenant d'un épuisement des forces; un déchirement de la matrice pendant le travail, ses obliquités, son inertie; les maladies aiguës dont la femme peut-être subitement atteinte, telles que l'inflammation de l'encéphale et de ses enveloppes, des organes thorachiques ou de ceux du bas-ventre, comme une péritonite, une métrite, etc.

Le *deuxième genre* comprend : les vices du bassin de la femme, la mauvaise conformation de sa taille, les maladies organiques des parties génitales internes et externes, l'existence de calculs dans la vessie, des tumeurs fibreuses ou autres dans l'excavation, des maladies chroniques, telles que l'asthme, l'anévrysme, la phthisie tuberculeuse, etc.

DEUXIÈME ORDRE. Le *premier genre* contient : la procidence du cordon ombilical; sa briéveté, lorsqu'elle peut être reconnue à temps; quelques positions du fœtus qui deviennent vicieuses après les premières douleurs, les positions déviées du vertex, les présentations transversales, celles de l'épaule avec la sortie du bras principalement, etc.

Deuxième genre : l'existence d'un fœtus trop volumineux, ou atteint d'un hydrothorax, d'ascite, d'hydrocéphalie, porfant sur lui quelques tumeurs anormales ; la présence des fœtus jumeaux, des fœtus monstres, demandent ordinairement le secours de l'art.

Telles sont à peu près les causes principales, provenant soit de la mère, soit de l'enfant, qui peuvent réclamer l'assistance de l'accoucheur. Je me suis borné à mentionner les plus fréquentes, laissant de côté les moins importantes, et pour la connaissance desquelles je renvoie le lecteur aux ouvrages classiques, où elles sont exposées avec les plus minutieux détails : le but de mon opuscule ne peut pas comporter leur vaste développement.

Actuellement je vais procéder à leur court examen, chacune dans l'ordre assigné plus haut. Mon travail, comme on le voit, se divise de lui-même en deux parties bien distinctes, dont l'une renfermera l'exposition *des causes*, et l'autre *des manœuvres obstétricales* par le moyen desquelles on termine l'accouchement.

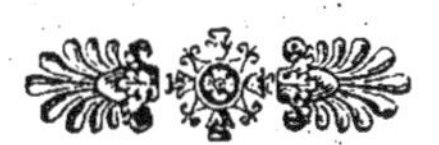

Première partie.

EXPOSITION DES CAUSES.

PREMIER ORDRE. — GENRE PREMIER.

A. L'HÉMORRHAGIE.

On comprend sous ce nom tout écoulement de sang qui a lieu avant, pendant et après le travail puerpéral.

Elle peut être générale, c'est-à-dire venir de tous les points de la membrane muqueuse qui tapisse la surface interne de divers organes des différents systêmes de l'économie animale ou partielle, venant d'un seul systême, comme : épistaxis, hémophtysie, hématémèse, méléna, hématurie et métrorrhagie.

La gravité de l'hémorrhagie tient souvent à la complication, à la durée, à l'abondance, à la constitution du sujet, et à son point de départ.

De toutes les hémorrhagies qui arrivent pendant la gestation, vers sa fin, ou après la parturition, celle de l'utérus est la plus fréquente et est réputée la plus dangereuse; c'est aussi d'elle que nous aurons à nous occuper dans la suite.

Les causes des hémorrhagies se divisent en *prédisposantes*, en *déterminantes*, et en *spéciales*.

Les anciens auteurs ont divisé les hémorrhagies en deux classes bien distinctes, savoir: *hypersthénique* et *hyposthénique*. Ils disaient que l'hémorrhagie était hypersthénique, lorsqu'elle survenait chez une femme jeune, d'un tempérament sanguin, d'une forte constitution, avec prédominance de l'appareil circulatoire et de l'appareil respiratoire, et chez les femmes qui perdent beaucoup pendant leurs mois. Il faut cependant que je fasse observer ici que les personnes délicates, nerveuses, éprouvent souvent des pertes abondantes pendant quinze à vingt jours dans le courant du mois, et que cette sorte d'idiosyncrasie des femmes ne doit pas être toujours placée dans le flux cataménial hypersténique.

Les symptômes de l'hémorrhagie hypersténique sont les suivants; malaise général, pesanteur de tête, somnolence, horripilations suivies de bouffées de chaleur qui montent à la tête; la face est rouge, colorée; les yeux brillants, injectés; les carotides et les temporales battent avec force; le pouls est plein, dur, fréquent, développé; les veines sont gonflées, saillantes; la respiration accélérée; une tension forte, avec des douleurs aux lombes, à l'hypogastre et aux cuisses, se fait sentir. Il y a une véritable fluxion, un *molimen* hémorrhagique qui s'opère à l'intérieur de l'utérus; le sang s'écoule au dehors, quelquefois en assez grande quantité pour inspirer des craintes sur le sort de la femme et du produit de la conception.

A mesure que le sang coule, un changement s'opère dans la manière d'être de la femme: une pâleur couvre ses joues; les yeux perdent leur éclat; le pouls devient faible, mou, petit, irrégulier, tremblottant; des anxiétés précordiales se manifestent; des éblouissements, des tintements d'oreilles, des bâillements, des pendiculations, des vomissements, des convulsions et une syncope ont souvent lieu.

L'hémorrhagie hyposthénique provient d'une série de causes essentiellement débilitantes chez les femmes d'un tempérament nervoso-lymphatique, d'une constitution faible et détériorée par des fatigues excessives du corps et de l'esprit, des veilles prolongées, des chagrins profonds et autres affections tristes de l'ame, mais surtout par une alimentation peu substantielle, des boissons insalubres, une habitation malsaine. Des maladies chroniques, des pertes abondantes fréquemment répétées, sont autant de causes de l'asthénie.

Le sang s'échappe alors sans phénomène précurseur; il est très pauvre en fibrine et en hématosine, très fluide, noir ou roussâtre comme de la brique dissoute dans un peu d'eau; ses caractères physiques et chimiques, en un mot, sont diamétralement opposés à ceux du sang provenant d'un individu pléthorique. Les signes d'une faiblesse extrême, je dirai même d'anéantissement, s'observent et se succèdent avec une vitesse quelquefois extraordinaire, et causent même la mort. Toutefois ce genre d'hémorrhagie est fort rare; on peut dire que presque jamais il ne se voit chez les femmes enceintes ou en travail, chez lesquelles existe ordinairement une pléthore vraie ou factice tenant à l'état de grossesse, qui, par suite des modifications qu'elle détermine dans la circulation utérine, prédispose d'une manière toute spéciale à l'hémorrhagie. L'utérus est le centre fluxionnaire; tout ce qui est autour de lui a pris de l'accroissement dans l'énergie et la vie; la circulation est plus active, une pléthore générale même accompagne cet état.

« Si l'on examine les organes, dit M. Chailly (1), quand leur développement est complet, alors le placenta est le siége de la double circulation; on est frappé du développement de l'appareil vasculaire et sanguin de l'utérus et des organes qui l'avoisinent; les quatre artères qui fournissent le sang à l'utérus (les hypogastriques et les ovariques) augmentent considérablement de volume à mesure qu'elles s'approchent de l'utérus. Avant de fournir leurs premières divisions, elles se reflettent, se dilatent en s'avançant entre le péritoine et la face externe de l'utérus; puis se ramifient à l'infini dans le tissu utérin, en doublant leur volume. D'autres, imperceptibles dans l'état de vacuïté, se sont successivement développées et offrent aussi un calibre considérable.

« Si l'on examine les veines depuis la sortie de l'utérus jusqu'à leur embouchure dans l'hypogastrique et dans la veine cave inférieure, on voit que leur capacité a beaucoup augmenté. »

C'est à cet ordre de vaisseaux que M. Jacquemier (2) attribue les hémorrhagies; ce qui est cependant contesté par M. Cazeaux dans son *Traité théorique et pratique de l'art des accouchements*, pages 611, 612 et 613, sans que pour cela ce dernier auteur puisse substituer une autre théorie qui serait plus valable; il donne seulement la conclusion de cette discussion, qui mérite d'être ici rapportée en ces termes, page 613 :

« Il résulte de tout ceci que pendant la grossesse l'hémorrhagie peut avoir lieu, 1°, par exhalation sanguine, surtout dans les premiers temps; 2°, par rupture des veines, et le plus souvent des artères utéro-placentaires proprement dites; 3° par rupture des veines et des artérioles qui ram-

(1) Chailly, *Traité pratique de l'art des Accouchements*, p. 361 et 362.

(2) *Archives générales de Médecine*, juin, juillet, août 1839.

pent dans l'épaisseur de la membrane caduque, en dehors du placenta.

« Parmi les modifications anatomiques de l'utérus, le développement de la structure musculaire a été dans ces derniers temps signalé, par M. Gendrin, comme cause prédisposante à l'hémorrhagie. A la fin de la grossesse, l'utérus est formé de deux couches évidentes : l'une, externe, à fibres longitudinales; l'autre, interne, à fibres circulaires. Les rapports de ces deux couches des muscles avec la couche vasculaire rendent compte, dit M. Gendrin, de l'influence qu'elle exerce sur la production des pertes. »

Il faut également comprendre parmi les causes prédisposantes : les irritations diverses de l'utérus, suite des phlégmasies de cet organe; le développement des polypes et d'autres corps étrangers dans son intérieur.

Aux causes déterminantes appartiennent : les coups portés sur le ventre, les chutes d'un endroit un peu élevé, l'action de sauter, les secousses de voiture; les circonstances qui déterminent une forte excitation générale, telles que la fréquentation des bals, des spectacles, des assemblées et des lieux où l'air est trop échauffé; les passions, les émotions vives; la joie, qui accélère la circulation; et la frayeur, qui concentre le sang dans les organes internes.

La matrice, dans ces cas, en se contractant violemennt et subitement, occasionne souvent, à ce que je crois, le décollement partiel du placenta; c'est ce qui est la cause principale et la plus fréquente des hémorrhagies utérines chez les femmes enceintes, dont voici deux exemples choisis parmi un assez grand nombre que j'ai vus dans ma pratique;

PREMIÈRE OBSERVATION.

Chute, coup reçu sur le ventre; décollement partiel du placenta; accouchement d'un enfant mort dans le neuvième mois de grossesse.

Le 3 décembre 1840, je fus demandé auprès de la femme Escofier, sur la percée d'Egarande, à Rive-de-Gier (Loire), enceinte de huit mois et demi (septième grossesse). La veille, cette femme active, en allant chercher des provisions de ménage, a fait une chute dans laquelle elle a reçu un coup assez fort sur le bas-ventre.

Deux heures après cet accident, il survint une hémorrhagie utérine peu intense.

M'étant transporté auprès d'elle, je lui ai conseillé un repos absolu, le coucher sur la paille, position horizontale, la diète, la limonade minérale pour boisson; mais elle ne fit rien de tout cela.

La perte continua, allant toujours de plus fort en plus fort, lorsque, le 4, vers les deux heures du matin, on vint me réclamer de nouveau. A mon arrivée j'ai pratiqué le toucher, et j'ai trouvé le col élevé, mou, entr'ouvert, permettant l'introduction facile des doigts. Ayant pénétré dans l'intérieur de l'utérus, j'ai senti à droite, tout près du col, un corps spongieux, mollasse, détaché dans une partie de sa circonférence, et d'où s'écoulait le sang abondamment dans l'intervalle des contractions.

Les membranes étaient cassées depuis long-temps; la matrice était fortement contractée sur le fœtus; il m'était impossible de pratiquer la version: l'enfant venait en première position occipito-frontale. L'auscultation ne fit entendre aucun bruit; l'application de la main trempée dans de l'eau vinaigrée froide sur l'abdomen n'a déterminé aucun mouvement chez le fœtus, comme l'affirment quelques auteurs.

Je dilatai le col forcément, vu l'intensité de l'hémorrhagie; je tâchai d'empoigner la tête avec mes doigts, et la fis engager davantage dans le détroit supérieur; ce qui calma momentanément la perte. Les contractions énergiques survinrent, et dans peu de temps firent descendre l'extrémité céphalique dans le petit bassin.

Une grande faiblesse s'empara de la femme, elle devint pâle, *exsangsue;* ses yeux perdirent leur vivacité; le pouls était faible, petit, concentré, très accéléré; la peau et les extrémités froides, couvertes d'une sueur glacée; le ventre inégalement ballonné. Je lui fis prendre du vin sucré chaud, du ratafia. Les contractions redoublèrent et elle fit un enfant mort. De suite j'ai procédé à sa délivrance, après quoi j'ai fortement serré le ventre avec une serviette; j'ai fait prendre des boissons acidulées, du vin vieux, des bouillons froids; une potion tonique aiguisée avec de l'eau de canelle. Cette femme a eu pendant plusieurs jours de grandes faiblesses, des céphalalgies et de la fièvre, et ce n'est qu'à la longue qu'elle s'est bien remise, et a fait, depuis, plusieurs autres enfants bien heureusement.

IIme OBSERVATION.

Effort, décollement partiel du placenta, hémorrhagie, avortement vers la fin du quatrième mois.

Le 28 juillet 1842, on vint me chercher dans la nuit pour aller à La Madinière, commune de Château-Neuf, pour la femme Tonnelier, atteinte d'une hémorrhagie utérine. Cette femme, âgée de vingt-six ans, d'une assez forte constitution, d'un tempérament nerveux, d'une taille moyenne, brune, a eu déjà plusieurs enfants. Cette fois-ci elle disait n'avoir pas vu ses maladies depuis onze mois; elle ne savait pas par conséquent si elle était enceinte, ou si le flux catamé-nial venait spontanément.

Vers les trois heures après midi, elle alla dans le champ pour arracher les plantes vivaces, lorsque, tout d'un coup, au moment de l'effort, elle se sentit partir le sang par un flot; ce qui l'effraya tellement que, tombée par terre, elle n'osa pas se relever, et y resta trois heures avant qu'on vînt la ramasser. L'hémorrhagie cependant diminua peu à peu; et le soir, vers les dix heures, au moment que je me suis rendu près d'elle, la perte n'existait presque plus.

Ayant procédé à l'examen des parties génitales, j'ai trouvé l'orifice du col fermé, et très élevé dans le bassin; le ballottement opéré me fit sentir un corps assez petit, ovale, qui venait frapper contre mon doigt indicateur placé sur la paroi antérieure du col; l'auscultation m'a permis d'entendre le bruit placentaire, mais non celui du cœur du fœtus. Le ventre était peu développé. D'après cela j'ai conclu qu'elle était enceinte depuis quelques mois seulement.

Le repos absolu, position horizontale, les boissons acidulées, avec une décoction de rathania, furent prescrites. Je désirais vivement d'administrer le laudanum liquide de Sydenham dans des demi-lavements émollients répétés plusieurs fois, ainsi que de pratiquer une petite saignée du bras, à titre révulsif, pour prévenir l'avortement; l'hémorrhagie n'étant pas assez forte, on n'a pas voulu accéder à mes instances. La femme, impatiente de rester au lit, se leva le 29, après-midi; la perte reparut dans la soirée, devint tellement intense dans la nuit, qu'on eut recours à moi pour la seconde fois.

J'ai trouvé cette fois le col mou, effacé, entr'ouvert; ce qui m'a permis de toucher l'œuf à nu. Il était entier. Le sang coulait plus abondamment dans l'intervalle des douleurs, que pendant les contractions. Je n'ai pas pu atteindre le placenta avec mes doigts. J'ai cru cependant que la perte venait de son décollement partiel occasionné par les efforts. J'avais beau dire au mari de cette femme d'aller chercher du laudanum pour arrêter l'avortement, ce brave homme n'a pas voulu démordre, prétendant que sa femme n'a jamais pris des remèdes de cette manière, et qu'elle ne se hasarderait pas de le faire actuellement.

J'étais forcé de prendre patience, et d'attendre l'issue du travail, qui dura plus de deux heures. Au bout de ce temps, tout d'un coup les membranes se cassèrent, et il en sortit un avorton de treize centimètres (quatre pouces et demi à cinq) de dimension, mesuré de l'occiput au coccyx. Il était en vie, avait tous les organes formés; les parties génitales étaient celles du sexe masculin; les paupières, quoique se dessinant bien, étaient encore collées l'une contre l'autre; l'enveloppe cutanée était lisse, polie et transparente, d'une couleur rose pâle, et n'empêchait pas de voir la circulation s'effectuer dans les vaisseaux: on voyait très distinctement les battements du cœur, il semblait même faire des mouvements d'inspiration et d'expiration; pas un vagissement ne fut entendu. Je le fis envelopper dans un linge chaud, qu'on avait la précaution de renouveler souvent. Il se mit les deux paumes des mains sous le menton, les jambes fléchies sur les cuisses, et ces dernières sur le ventre; il avait l'air de sommeiller. Il a vécu dans cet état pendant trois heures, et il fut enterré avec toute la pompe religieuse vingt-quatre heures plus tard.

Les cas d'hémorrhagie utérine provenant d'un décollement partiel du placenta sont très fréquents dans la pratique d'accouchements, et il me serait très facile d'en citer un très grand nombre, si je ne craignais de dépasser le but de ce travail.

Les causes spéciales des hémorrhagies utérines sont: la déchirure du col de l'utérus, la rupture d'un vaisseau du cordon ou du cordon lui-même; ce qui cause des hémorrhagies intra-ovulaire, intra-utérines ou externes.

L'implantation du placenta sur le col utérin, soit par son centre, soit par sa circonférence, est une des causes assez fréquentes. J'ai eu l'occasion d'en observer plusieurs fois; en voici un exemple :

IIIme OBSERVATION.

L'insertion du placenta centre par centre ; son décollement partiel du côté droit; hémorrhagie intense de deux à cinq kilogrammes (dix litres), d'après l'évaluation approximative de la sage-femme, ce qui est incroyable selon moi; version d'un enfant mort; rétablissement de la mère; péritonite au bout de quinze jours, mort à la fin du mois.

Le 28 janvier 1844, à deux heures du matin, je fus demandé à Dixmieux (Rhône), auprès de la femme Chambéron, née Bourdin, âgée de trente-six ans, enceinte de huit mois, pour la première fois; taille médiocre, cheveux châtains, constitution peu forte.

Cette femme prétend avoir soulevé deux jours auparavant une grosse marmite remplie d'eau, ce qui lui fit éprouver une douleur instantanée dans la région lombaire; et comme elle vaquait constamment à ses affaires, cette douleur persista; une perte légère se manifesta le 26, avec des contractions utérines peu intenses. Cet état de choses devint bien plus sérieux le 27; cette femme, à force de perdre, tombait parfois en syncope; mais comme la sage-femme refusait d'appeler un accoucheur, ce ne fut que le 28 qu'on vint me chercher.

Transporté sur les lieux, et m'étant fait rendre compte de ce qui s'était passé, j'ai procédé à l'examen de l'organe gestateur. Le toucher me fit connaître une dilatation du col (dont les parois étaient déjà bien ramollies) de sept centimètres au moins; un corps mollasse occupait l'ouverture en entier; je le reconnus pour le placenta, au travers duquel il me semblait sentir la tête de l'enfant appliquée contre le placenta lui-même; ce qui empêchait sans doute l'hémorrhagie, qui augmentait dès que la femme se couchait, comme l'a remarqué à plusieurs reprises la sage-femme.

L'auscultation ne me fit entendre aucun bruit, ni du placenta, ni du cœur de l'enfant.

L'état de la mère fut le suivant : figure pâle; la sclérotique des yeux ternes d'une blancheur extrême; le pouls à peine perceptible à cent quarante; frissonnements, froid de tout le corps; envies fréquentes de vomir, et vomissements des glaires, des sucs gastrites; faiblesses et évanouissements.

D'après la grande quantité de sang que la malade avait perdu (et je ne prends que la moitié et même moins de ce que dit la sage-femme), je craignais qu'elle ne succombât durant l'accouchement artificiel que je me proposais de pratiquer. C'est pour ces raisons que j'ai demandé l'assistance du docteur N...., qui arriva deux heures plus tard ; il constata la véracité de mon diagnostic, et m'engagea à terminer l'accouchement. Ce fut en sa présence et avec son aide que je fis la version de la manière suivante :

La femme fut placée en travers du lit, le bassin dépassant un peu le bord, le corps et la tête appuyés sur un coussin, soutenues par la poitrine d'un aide fort, les cuisses écartées, les jambes confiées à deux autres aides. J'ai enduit d'un peu d'huile la face externe de ma main droite; les doigts rangés en cône, je les ai introduits dans le vagin. Après avoir écarté les doigts, j'ai essayé de pénétrer dans l'intérieur de l'utérus. Le placenta, qui se présentait le premier m'empêcha l'introduction de la main à gauche, en avant et en arrière; mais les doigts glissèrent facilement à droite entre les parois de la matrice et la partie du placenta de ce côté qui fut séparée, et d'où je sentais couler le sang; je l'ai détaché davantage; et en pénétrant plus avant dans le détroit supérieur, j'ai percé les membranes. Il n'y avait point de contractions; c'était ce qui m'autorisait à agir de la sorte.

L'enfant se présenta par le vertex dans la position occipito-cotyloïdienne droite; je saisis la tête à pleine main, le pouce en avant, les quatre doigts en arrière, pour la refouler dans la fosse iliaque droite, au moment qu'avec la main gauche, j'inclinais fortement le fond de l'utérus à gauche. Cela fait, j'ai glissé ma main sur la face antérieure de l'enfant, pour atteindre les membres inférieurs, que j'ai tâché d'amener à la vulve tous les deux à la fois.

Une fois là, j'avais à faire comme dans la position calcanéo-cotyloïdienne gauche. Les pieds, enveloppés dans du linge sec, furent saisis, le droit avec la main droite, et le gauche avec la main gauche, les pouces en arrière, et les quatre autres doigts réunis en avant; et, les ayant rapprochés l'un de l'autre, j'ai tiré parallèlement à l'axe du détroit supérieur. Les genoux sortis dehors, je les ai enveloppés d'un linge, et j'ai continué les tractions jusqu'à l'apparition des hanches; dès lors je les ai exercés dans le sens du détroit inférieur, en élevant un peu le fœtus vers l'aîne droite de la mère pour faciliter le dégagement de la hanche, qui est en arrière, et comme cela se fait dans l'accouchement naturel.

M'étant assuré de l'état du cordon, qui n'offrait point de battements, je continuai les tractions de l'enfant, en lui fesant imprimer des mouvements alternatifs d'élévation et d'abaissement, obliquement de l'aîne droite de la femme à la partie postérieure et interne de sa cuisse gauche, pour faciliter l'engagement des épaules, suivant leur grand diamètre. Dès l'apparition des aisselles, j'ai procédé au dégagement du bras, qui était au-dessous, mais avec beaucoup de peine, à cause de la présence du placenta, qui m'a gêné singulièrement tout le temps de l'extraction.

Tenant le fœtus par la main et l'avant-bras gauche, en le soulevant vers l'aîne droite de la mère, j'ai dégagé avec l'indicateur et le médius de la main droite le membre droit du fœtus. En changeant de main, et en abaissant le tronc de l'enfant vers la cuisse gauche de la mère, j'ai extrait le membre gauche.

Les bras dehors, je me suis occupé de l'extraction de la tête. J'ai introduit toute la main droite sous le fœtus dans la matrice; j'ai placé l'indicateur et le médius à côté du nez, et les deux doigts de ma main gauche sur l'occiput. J'ai tiré de haut en bas avec la main qui se trouvait sur la face, tout en poussant en même temps de bas en haut, avec les doigts qui étaient sur l'occiput.

La tête étant parvenue dans le petit bassin, pour mettre en rapport son grand diamètre avec celui du détroit inférieur, j'ai reporté les doigts de dessus sur l'apophyse mastoïde droit, et sur le côté gauche du menton ceux qui se trouvaient sur la face; j'ai fait rouler la tête de cette manière sur le plan antérieur du sacrum; et, en soulevant par la suite le corps de l'enfant, j'ai tiré jusqu'à la sortie totale de l'extrémité céphalique.

L'enfant était mort. J'ai coupé le cordon; il n'en est pas sorti une goutte de sang. Je me dépêchai bien vite de délivrer la femme, car elle était près de rendre le dernier soupir. La délivrance faite, je serrai le ventre au moyen d'une serviette, et fis mettre du linge chaud par tout son corps; je fis d'abord respirer du vinaigre, de l'eau de Cologne; plus tard, lorsque la malade commença à revenir, je lui fis avaler quelques cuillerées de ratafia, du vin sucré chaud, et ce ne fut qu'au bout de trois quarts d'heure que je pus sentir les battements de l'artère radiale. La malade commença à donner des signes de vie de plus en plus évidents; nous recommandâmes repos et silence absolus; continuation des alcoholiques, préscription d'une potion tonique et cordiale. Nous portâmes un pronostic des plus graves.

Le 29, le corps de la malade, sensiblement amaigri, ressemblait à une statue en cire; son pouls était petit, concentré et d'une vitesse extrême; la peau sèche, froide; la parole lente, très faible. Elle s'est plainte d'une hémicranie du côté gauche; les pupiles étaient dilatées; la patiente ne pouvait pas distinguer les objets, pas même les personnes qui l'entouraient; elle prend volontiers tout ce qu'on lui fait boire.

Elle a eu du repos dans la nuit, et, le 30, sa voix était plus forte, le pouls plus développé, toujours petit, à cent dix. Les symptômes d'une anhémie persistent; il s'écoule par la vulve de la sérosité roussâtre peu abondante. J'ai prescrit de continuer le vin de Bordeaux, les bouillons consommés, ainsi que la potion tonique.

Une amélioration lente, mais toujours progressive, fut observée les jours suivants; en lui permettant une nourriture plus substantielle, la malade commença à se lever le 1er février, malgré ma défense; elle put même faire quelques pas dans sa chambre. Elle dormait bien, mangeait un peu trop, car elle eut quelques indispositions provenant d'écart de régime. Le 17, pour comble de malheur, on fit venir un notaire pour lui faire faire son testament; ce qui l'effraya tellement, qu'elle retomba gravement malade : une péritonite violente se déclara, et ce ne fut que le 21 que je fus appelé à son secours.

L'état de la malade fut le suivant : céphalalgie; faciès toujours pâle, décomposé, hippocratique; peau sèche, brûlante; pouls petit, concentré à cent trente-cinq; soif intense; ventre tympanisé, très sensible au toucher; envies continuelles de vomir; vomissements glaireux, jaunâtres; orthopnée, évanouissements, constipation; urines rouges, sédimenteuses, peu abondantes.

Vu l'état d'asthénie bien grande, je n'ai pas osé employer la méthode de M. Serre, d'Alais (frictions mercurielles à haute dose); j'ai donné la préférence aux vésicatoires, avec lesquels je couvris tout le ventre. Les demi-lavements émollients, opiacés, potion avec le même ingrédient, diète absolue, boissons adoucissantes et calmantes furent prescrits.

Ces remèdes furent continués jusqu'au 25; la malade recouvra le sommeil; les symptômes de la péritonite s'amendèrent; les selles se rétablirent; le ventre, moins sensible, diminua de volume; la soif fut moins forte, et, sauf une très grande prostration des forces, il y eut du mieux réel; mais ce qu'il y avait à craindre, outre la gravité extrême de la maladie, c'était quelque imprudence nouvelle dans le régime. Eloignée de la ville, livrée aux soins d'une sage-femme empirique, cette malheureuse, trompée par un mieux apparent, mangea de la soupe, et ce fut pour la dernière fois: la péritonite reprit son intensité primitive, et sa victime succomba le vingt-neuvième jour.

Diagnostic. — Souvent, avant que l'hémorrhagie se manifeste, il existe une excitation générale dans l'organisme tout entier de la femme, principalement du côté de l'utérus; une pesanteur, un sentiment de chaleur et de frémissement dans le bassin; des douleurs gravitatives dans les lombes, les aînes et les cuisses; des inquiétudes dans tout le corps. Mais il s'en faut de beaucoup que ces prodromes existent toujours; car souvent, sans cause connue ou précédée d'une de celles que nous avons signalées, il survient tout d'un coup un écoulement de sang, tantôt par intervalle et en petite quantité, tantôt par flots.

Lorsqu'il ne coule qu'à un degré médiocre, il ne vaut pas la peine d'être distingué d'une métrorrhagie, qui ne se manifeste, d'ailleurs, qu'aux époques menstruelles; à un fort degré, on est obligé de recourir aux mêmes moyens pour l'arrêter.

On doit cependant chercher à déterminer la source d'où vient le flux; le praticien doit par conséquent prendre des renseignements les plus détaillés sur les circonstances qui ont précédé et accompagné l'hémorrhagie, comme sur la manière d'être de la femme, ses maladies, et ses autres couches, s'il y en a eu.

Après l'examen de tout ce qui peut avoir de connexion avec la situation actuelle, il doit pratiquer le toucher pour s'assurer de la véritable cause de l'hémorrhagie.

Lorsque la perte est plus forte dans l'intervalle des douleurs que pendant les contractions, et qu'on ne peut pas sentir le placenta à l'orifice du col, qui est d'ailleurs mou, dilaté ou dilatable, on est autorisé à croire que le flux provient d'un décollement partiel du placenta. Si, au contraire, ayant pénétré à l'intérieur de la matrice, on a pu reconnaître la présence d'un corps spongieux, mollasse, saignant, attenant au col utérin, et que la perte augmente pendant les contractions, no diagnostique une implantation du placenta sur le col. Il faut avec cela faire attention de ne pas prendre un caillot de sang, qui est également mollasse, mais laissant facilement pénétrer les doigts dans son intérieur, pour un placenta qui offre de la consistance. Cette méprise pourrait devenir funeste à la malade, vu que les moyens qu'on doit mettre en usage ne sont pas les mêmes.

Le diagnostic est plus difficile, lorsque l'hémorrhagie se fait en dedans sans signes évidents qui puissent dénoter son existence en dehors. Dans ces cas on l'appelle *interne*, *latente* ou cachée; dans le cas contraire, on la nomme *externe*.

Les signes qui annoncent l'existence de l'hémorrhagie interne sont les suivants : une douleur sourde et profonde, un sentiment de pesanteur à l'hypogastre, rénitence, tuméfaction, développement rapide du bas-ventre accompagné des autres symptômes de l'hémorrhagie. Mais pour que ces signes aient de la valeur, il faut que plusieurs d'entre eux, tels que la pâleur de la face, un pouls faible, petit, concentré, le refroidissement des extrémités, faiblesse, syncope, lypothymies, se trouvent réunis ensemble, pour qu'on ne prenne pas une tympanite, une péritonite, une ascite ou une entérite avec météorisme, pour une perte interne.

Le *pronostic* des hémorrhagies utérines est d'autant plus grave, qu'elles sont plus abondantes : plus grave pour la mère, lorsqu'elles surviennent dans les derniers mois de la grossesse ; plus funeste pour le fœtus, lorsqu'elles se déclarent dans la première moitié de la gestation. Toutes choses égales quant à leur intensité, une hémorrhagie interne dont on ne soupçonne nullement l'existence, est plus fâcheuse que l'externe, à laquelle on peut porter remède sitôt qu'on s'en aperçoit. Celle qui dépend d'un décollement partiel du placenta, ou de son insertion sur le col, est bien plus grave que celle qui vient par la simple exhalation des vaisseaux.

Lorsque l'hémorrhagie est peu abondante, elle s'arrête quelquefois d'elle-même, et j'ai souvent vu des femmes qui ont éprouvé des pertes au troisième, au cinquième mois de la grossesse, et même plus tard ; ce qui ne les a pas empêchées d'accoucher bien heureusement à la fin du neuvième.

Thérapeutique. — Il existe, à proprement parler, deux sortes de traitements, l'un général, l'autre local, à appliquer dans le cas d'hémorrhagie utérine; mais c'est surtout d'après son intensité qu'on doit agir.

Le traitement général consiste dans l'emploi raisonné de la méthode antiphlogistique ; ce qui convient principalement dans le cas d'hémorrhagie hypersthénique chez les femmes fortes et robustes. Une saignée du bras, soit révulsive, soit spoliative, ou locale par application des sangsues sur le bas-ventre, les tisanes acidulées froides, diète absolue, position horizontale, le repos du corps et de l'esprit, renouvellement d'air dans la chambre, ont pu souvent triompher, dans le commencement, des hémorrhagies peu intenses.

Il faut quelquefois laisser couler le sang, lorsque la perte n'est pas trop abondante ; et par ce moyen on l'arrête en diminuant la pléthore générale.

Après les antiphlogistiques, les réfrigérants s'offrent en première ligne au praticien. Les boissons froides à la glace, ou la glace elle-même prise de temps en temps par petits morceaux ; l'application des compresses trempées dans l'oxycrat froid sur l'abdomen et à l'intérieur des cuisses, les aspersions d'eau vinaigrée froide, éthérée, ammoniacée, sur les mêmes parties, sont bien recommandées par White, Evans, Olivier, et principalement par Burns, qui prétend que ce moyen, à lui seul, est suffisant pour enrayer la marche d'une hémorrhagie.

Il faut cependant observer ici que cette pratique n'est pas sans danger : souvent on a vu des métrites, des péritonites, en être la conséquence ; mais comme l'action de ce moyen est très prompte, on ne doit balancer un seul instant à le mettre en usage, principalement lorsqu'on n'obtient aucun résultat des autres remèdes.

Dans les hémorrhagies, qui sont, pour ainsi dire, chroniques, et dont la plupart dépendent de l'asthénie, les astringents combinés au kinkina et à l'opium, un régime tonique, sont les seuls moyens rationnels qu'on doit employer dans de pareilles circonstances.

Les anciens médecins fesaient un usage presque exclusif de l'alun, de l'infusion de cannelle, dans laquelle ils ajoutaient de l'esprit de Mindérérus, de l'éther et de l'alcohol pur; ces moyens ne sont pas à dédaigner dans la pratique, ainsi que la ligature des quatre membres, des *maniluves* chauds sinapisés; un cataplasme de farine de moutarde entre les épaules, conseillé par M. le professeur Velpeau; la compression de la matrice, recommandée par MM. les professeurs Stoltz, de Strasbourg, et Delmas père, de Montpellier.

Mais il existe un moyen sur la valeur duquel on était long à se prononcer et qu'on doit se hâter d'administrer: c'est le seigle ergoté pris à petite dose de temps en temps; ses effets salutaires sont aujourd'hui hors de doute, ce dont j'ai pu m'assurer moi-même dans bien des cas.

Quant au traitement local, celui qui sans contredit est le plus efficace, connu et préconisé déjà par Hippocrate, c'est le tamponnement. Les praticiens les plus distingués de nos jours lui accordent une grande confiance, j'ose dire l'infaillibilité.

Le tampon se fait ordinairement de vieux linge fin, que l'on remplit de charpie ou de glace (Burns); on le trempe dans l'oxycrat froid ou dans une solution de sulfate d'alumine. Introduit dans le vagin, on le laisse le plus long-temps possible. Une vessie remplie d'eau froide ou de glace sert au même but. — Si le tampon doit produire son effet, le sang cesse de suite de couler par la vulve; le ventre devient plus dur sans être volumineux; la femme reprend ses forces; elle éprouve des ténesmes, des épreintes, de la pesanteur dans le bassin, et quelques fois de légères coliques. Pour que le tampon reste en place, on l'assujétit au moyen d'un bandage en T.

La compression du ventre au moyen d'une serviette ou

d'une ventrière était préconisée par Ambroise Paré ; elle aide beaucoup l'effet des médications internes ; MM. Keever et Labatt, de Dublin, assurent avoir obtenu de plus heureux résultats dans leur pratique.

Un moyen fort simple et que je n'ai pas pu encore vérifier moi-même, c'est l'introduction du citron, dont on a coupé le bout à travers, dans le vagin, conseillée par M. le professeur Moreau.

« Ce fruit, dit l'illustre accoucheur, étant appliqué contre le col, l'acidité de son suc détermine la coagulation du sang. Lorsqu'il n'y a point encore de dilatation, ou quand elle ne fait que commencer, si elle a une étendue supérieure au diamètre du citron, nous nous contentons de bourrer autant que possible le vagin avec des bandelettes de linge imbibées d'eau vinaigrée, de maintenir le tout au moyen d'une serviette ployée en manière de sous-cuisse, et d'attendre le résultat auprès de la malade (1). »

Puzos (2) recommande la dilatation du col utérin et le déchirement des membranes pour hâter l'accouchement. M. Ingleby donne pour précepte de relever la tête du fœtus ou de l'une de ses extrémités qui se présente, et faire abondamment couler les eaux pour exciter les contractions de l'utérus. Cette méthode, comme le fait judicieusement observer M. le professeur Velpeau, peut trouver son application, surtout lorsque l'hémorrhagie arrive pendant le travail déjà avancé ; différemment il donne la préférence au tampon.

En résumé voici les indications principales qu'il faut remplir, dans le cas d'hémorrhagie légère : repos absolu, air frais, boissons acidulées froides ; position horizontale ; diète absolue ; emploi des astringents à l'intérieur, des opiacées, des saignées révulsives lorsqu'il existe un état de pléthore ; elle est contre-indiquée chez les personnes faibles, nerveuses, épuisées par de fortes pertes.

Dans les cas graves : les réfrigérants combinés aux astringents ; compression de l'utérus ; l'introduction du citron dans le vagin ; tamponnement, si les membranes sont entières, et que le col ne soit pas dilaté ou du moins de fort peu de chose ;

---

(1) Moreau, *Traité pratique des Accouchements*, t. II, p. 179.

(2) Membre de l'Acad. de chirurg., t. I, p. 266.

dans le cas contraire, si le travail s'est déclaré ou qu'il est même avancé, le col étant dilaté ou dilatable, assez mou pour permettre l'introduction de la main, si en outre les membranes sont déjà cassées, et que les contractions soient faibles, longues à venir, l'administration du seigle ergoté d'abord, accouchement artificiel après. On doit pratiquer la version si les membranes sont entières et que le fœtus soit encore au détroit supérieur; l'application du forceps de préférence, lorsque l'extrémité céphalique s'est engagée dans l'excavation du petit bassin, et que les eaux se soient écoulées depuis longtemps, les contractions utérines soient assez fortes pour empêcher d'exécuter la première de ces manœuvres.

Je ne puis pas quitter ce sujet, sans relater ici le tableau synoptique de M. le professeur Dubois, pour le traitement des hémorrhagies externes avant et pendant le travail de l'accouchement, que je trouve consigné dans l'ouvrage de M. Cazeaux (1).

---

(1) *Traité théorique et pratique de l'art des Accouchements*, etc., p. 648.

Période	Hémorrhagie	Orifice	Membranes	Traitement
AVANT LE TRAVAIL	**Hémorrhagie légère A.**			Situation horizontale, repos absolu, air frais, boissons acidules fraîches, diète, saignée s'il y a des symptômes de pléthore, vider la vessie et le rectum.
	Hémorrhagie grave B.			Mêmes moyens qu'en A, excepté la saignée ; d'abord applications froides ; puis, seigle ergoté, deux grammes en trois doses, à dix minutes d'intervalle ; et, si ces moyens sont insuffisants, appliquer le tampon ou faire la perforation des membranes.
PENDANT LE TRAVAIL.	**Hémorrhagie légère.**	ORIFICE NON DILATÉ ET NON DILATABLE.	MEMBRANES ENTIÈRES.	Mêmes moyens qu'en A, sauf la saignée qui ne convient que si l'état pléthorique est extrêmement prononcé.
			MEMBRANES ROMPUES.	*Idem.* *Idem.*
		ORIFICE DILATÉ.	MEMBRANES ENTIÈRES.	Mêmes moyens qu'en A, puis attendre ou rompre les membranes.
			MEMBRANES ROMPUES.	Mêmes moyens qu'en A, et attendre ; si les douleurs sont faibles et lentes, donner le seigle ergoté.
	Hémorrhagie grave.	ORIFICE NON DILATÉ ET NON DILATABLE.	MEMBRANES ENTIÈRES.	Mêmes moyens qu'en A, sauf la saignée; puis les réfrigérants; et en cas d'insuffisance et si les douleurs sont faibles, seigle ergoté, puis rompre les membranes; enfin si l'orifice ne permettait pas la version, appliquer le tampon.
			MEMBRANES ROMPUES.	Mêmes moyens qu'en A, puis les réfrigérants, puis le seigle ergoté si les douleurs sont faibles et lentes; puis en cas d'insuffisance, compression de l'utérus, tampon, accouchement forcé.
		ORIFICE DILATÉ OU DILATABLE.	MEMBRANES ENTIÈRES.	Rompre les membranes; si cette rupture ne suffit pas, faire la version ou appliquer le forceps.
			MEMBRANES ROMPUES.	Version, si la tête est au-dessus de l'orifice; forceps, si la tête est dans l'excavation; extraction simple, si l'extrémité pelvienne se présente.

CONVULSIONS.

« La convulsion, dit Mauriceau, est un autre accident qui fait souvent périr la mère et l'enfant, aussi bien que la perte de sang, si la femme n'est pas promptement secourue par l'accouchement, qui est le meilleur remède que l'on puisse apporter à l'un et à l'autre (1). »

On entend par *convulsion* un mouvement désordonné, irrégulier, spasmodique des muscles de la vie animale ou organique, des muscles volontaires ou de ceux qui ne sont pas sous l'empire de notre volonté; des muscles externes ou internes. De là vient la division des convulsions en externes et en internes, générales ou partielles, suivant qu'elles attaquent le système musculaire entier ou l'une de ses dépendances comme, par exemple, la matrice, les intestins, l'estomac, l'œsophage, le pharynx, le cœur et surtout le diaphragme, la face, etc.

On les appelle *toniques*, lorsqu'elles persistent sans intermission; *cloniques*, si elles se manifestent par intervalle.

Les auteurs ne sont pas d'accord, non seulement sur la dénomination, mais encore sur la nature des convulsions qui arrivent pendant la grossesse et le travail puerpéral, et après la délivrance. Suivant tel ou tel autre symptôme qui prédomine, on les a appelées *hystériques*; *épileptiques*, *apoplectiques*; mais comme souvent ces symptômes se rencontrent ensemble, on a donné le nom d'*éclampsie* à leur réunion.

On a assigné plusieurs causes capables de produire l'éclampsie; on les a même divisées en prédisposantes ou occasionnelles et en déterminantes ou efficientes. Dans la première catégorie il faut comprendre les femmes d'un tempérament éminemment nerveux, sujettes à l'hystérie, à l'épilepsie, dont la sensibilité physique et morale est exquise; le moindre bruit, l'émotion morale la plus légère, leur causent des spasmes et font éprouver des maux inouis. Le climat chaud des pays méridionaux, l'habitation des villes populeuses,

(1) Mauriceau, *Traité des Accouchements*, t. II, chap. XXVIII.

l'éducation molle et inactive, l'aisance avec tous les plaisirs de la vie sociale : fréquentation des bals, des spectacles, des concerts, la musique surtout, agissent sur les êtres délicats, ainsi que l'alimentation trop excitante ; les passions violentes, comme l'amour, la tristesse, la jalousie, la colère, *ira furor brevis est*, disaient les Latins.

Quelques auteurs prétendent que les primipares sont plus sujettes à l'éclampsie que les autres. Cette assertion, quoique soutenue par les praticiens du plus haut mérite, n'est pas cependant aussi rigoureuse qu'on serait porté à le croire en lisant leurs ouvrages. M. le professeur Velpeau, dont la pratique étendue est basée sur des connaissances très approfondies de l'art des accouchements, en soutient le contraire ; moi-même (*si parva magnis comparare licet*) j'ai rencontré dans ma pratique des femmes qui avaient déjà fait plusieurs enfants, et dont les dernières couches seulement furent troublées par les accès d'éclampsie qui menacèrent leurs jours.

Quant aux causes déterminantes, presque tous les auteurs, depuis Hippocrate, ont mis la pléthore générale et les hémorrhagies en première ligne. Voici ce que disait Galien à ce sujet : *Ego vero in convulsione tertiam causam, præter inanitionem et repletionem nondum reperi* (1).

Quelques auteurs ont admis pour cause principale une irritation générale, et surtout celle de la matrice. Sa réplétion par le développement du fœtus occasionnant la compression du grand sympathique, de ses rameaux, de leurs anastomoses avec les nerfs spinaux, et par conséquent des nerfs qui vont se distribuer aux viscères du bassin et aux extrémités inférieures ; c'est ce qui cause des crampes chez les femmes enceintes. La présence des polypes, des squirrhes, des acéphalocystes dans l'intérieur de l'utérus, peut également causer une éclampsie.

La longueur du travail puerpéral provenant de la rigidité du col, de son état spasmodique ou des brides, des calosités qui s'opposent à sa dilatation ; l'épuisement de la femme, et par conséquent l'inertie de l'utérus ; ses obliquités ; la mauvaise conformation du bassin ; une présentation du fœtus peu favorable, sont autant de causes déterminantes.

---

(1) *Galen. Comment., ad part.* XXIII, *libr.* I, *pror het.*

L'intensité des douleurs chez les personnes nerveuses, en est encore une, d'autant plus que la douleur et l'irritation coïncident souvent avec un éréthisme du cerveau, et semblent même le produire. Dans ce cas, le visage est pâle, décoloré, n'offre ni la tuméfaction ni la lividité que l'on remarque ordinairement lorsqu'il y a une pléthore. Les vaisseaux sanguins ne présentent ici ni la plénitude ni les battements qui annoncent une congestion sanguine ; mais, au contraire, le pouls est petit, serré, concentré ; les yeux, au lieu d'être rouges et injectés, offrent un certain brillant qui les rend égarés : c'est ce qui indique une surexcitation de l'encéphale.

Un groupe de symptômes vagues dont les auteurs font précéder l'invasion de presque toutes les maladies nerveuses, annonce celle de l'éclampsie : un malaise général, des bâillements, des pendiculations, un désordre dans la circulation; le pouls tantôt fort, plein et accéléré, d'autres fois lent, petit et concentré, variant d'un moment à l'autre; des tressaillements avec des douleurs dans les membres ; des horripilations ; une sensation de froid parcourant la colonne vertébrale ; les bouffées de chaleur montent à la tête ; le visage se colore; les conjonctives s'injectent ; des vertiges, des céphalgies, des hémicranies avec des hallucinations, une gêne dans les mouvements se manifestent et précèdent l'invasion de l'éclampsie ; la parole devient difficile, la figure tantôt immobile et hébêtée, tantôt agitée par les contractions spasmodiques des muscles de la face.

Il n'est pas dit cependant que l'éclampsie doive être toujours accompagnée de symptômes précurseurs; car il arrive souvent, principalement pendant le travail puerpéral, de voir la femme jouissant d'une santé excellente tomber subitement sans connaissance. Ses membres se tordent, se contractent, se fléchissent et se raidissent alternativement avec une rapidité et une force inconcevables ; elle se déchire avec les ongles ; un renversement et une raideur tétanique surviennent ; les yeux, ouverts, ont les pupiles dilatées, le regard fixe et sans expression, ou sont agités par des mouvements convulsifs, roulent et se renversent dans leurs orbites; quelquefois la face se contourne et offre tour à tour le trismus, le ris sardonique, le grincement des dents; la figure devient violette ; la bouche se remplit d'écume.

Les facultés intellectuelles sont souvent abolies, il y a même quelquefois une suspension complète de toutes les fonctions ; ce qui ferait croire que la vie touche à sa dernière heure. D'autrefois la malade entend, comprend tout ; mais elle ne peut pas se rendre compte de la situation dans laquelle elle se trouve, une fois qu'elle est revenue à elle. Les agitations convulsives se succèdent quelquefois avec une rapidité d'éclair, après un calme plus ou moins prolongé ; et plus elles se répètent fréquemment et persistent plus longtemps, plus les malades courent des risques. La respiration, d'abord précipitée, irrégulière et saccadée, puis lente et stertoreuse, se suspend entièrement à la fin.

L'urine, les matières fécales, le fœtus lui-même, sont expulsés par les contractions désordonnées du diaphragme, des muscles abdominaux et de la matrice.

Lorsque les convulsions cessent momentanément, un coma profond leur succède parfois : il y a suspension de toutes les fonctions, comme je l'ai dit plus haut ; mais après un laps de temps plus ou moins long, la respiration reprend son type ordinaire. Des bâillements des soupirs et quelques sanglots annoncent la terminaison de l'accès, ou s'il doit finir les jours de la malade, la cessation réelle de la vie, occasionnée par une congestion sanguine du cerveau, s'observe. Aussi tous les auteurs ont-ils reconnu la gravité de cette affection ; ce qui dépend surtout de la force et de la durée de l'accès, persistant quelquefois jusqu'à la durée de vingt-quatre heures, en ce que les convulsions sont plutôt internes qu'externes, générales que partielles. Les attaques apoplectiformes sont toujours plus dangereuses que celles d'épileptie et d'hystérie, toutes choses d'ailleurs égales, quant à ce qui regarde leur force et leur durée.

D'après les symptômes énumérés ci-dessus, il est facile d'établir un diagnostic général; quant au différentiel, il serait de peu de valeur, il me semble, puisqu'il faut agir d'après l'ensemble des symptômes, leurs formes, surtout leur intensité, et suivant le danger que courent la femme et l'enfant.

L'anatomie pathologique ici, comme dans bien d'autres affections, ne nous fournit point, le plus souvent, des lésions qui pourraient rendre raison de la terminaison fatale : un épanchement très médiocre dans les ventricules du cerveau ; point de lésions de la moelle épinière, ni dans les ramifications des nerfs, ni surtout dans leur expansion : dans le système ganglionaire du grand sympathique, qui certes doit jouer un grand rôle dans les névroses ; c'est que les dissections grossières du scalpel ne nous permettent pas d'apprécier au juste leur existence.

On trouve quelquefois dans la cavité pectorale les poumons gorgés de sang ou émaciés et affaissés, de la sérosité dans le péricarde un peu plus que d'habitude ; le bas-ventre n'offre souvent aucune lésion; d'autres fois les viscères, et principalement la matrice, sont injectées et phlogosées.

Traitement. — Il est susceptible de beaucoup de modifications, suivant l'intensité de la maladie et les symptômes prédominants, ainsi : la rougeur ou la lividité de la face, la plénitude des vaisseaux, la force du pouls, le battement des carotides, etc., indiquent un état de pléthore, et exigent par conséquent l'emploi de la saignée, de l'application des sangsues sur le trajet des jugulaires, ou de la saignée des mêmes veines, des applications froides sur la tête, des ventouses scarifiées à la nuque, des lavements âcres et irritants, des purgatifs drastiques, etc.

L'expérience de tout temps a prouvé que l'emploi des émissions sanguines à haute dose est, comme disait le professeur Duges, l'ancre de salut. La saignée du pied, recommandée par le père de la médecine, paraît avoir de grands avantages en agissant directement sur le système veineux abdominal : elle diminue la quantité du sang affluant à l'utérus. J'ai vu cependant des praticiens distingués donner la préférence à celle du bras ; j'ai suivi leur exemple maintes fois dans ma pratique avec un plein succès, et je suis porté à croire qu'elle puisse bien remplacer celle du membre inférieur.

Dans le cas que l'éclampsie provienne d'un éréthisme nerveux caractérisé par la pâleur de la face, le brillant des yeux, le pouls petit, serré, les urines claires, etc., on doit avoir recours aux bains généraux, ou à ceux de siége si le spasme se trouve du côté de l'utérus, aux préparations opiacées, antispasmodiques. Le musc, le camphre, l'assa-fœtida en lavements, la pommade de belladone dont on enduit le col utérin, s'il est trop resserré par l'effet du spasme ou une rigidité ordinaire ; les révulsifs aux jambes, aux cuisses et aux pieds, sont d'une assez grande utilité. Il faut aussi surveiller les excrétions de tous les couloirs. C'est dans ce but que l'on prescrit des lavements émollients et le cathétérisme pour vider la vessie.

On a proposé aussi la rupture des membranes, qui, après avoir été vidées d'eau, favorisent l'accouchement naturel. Dans le cas que celui-ci ne puisse pas avoir lieu, on recourt à l'artificiel... Mais ce n'est qu'après l'usage des bains, des injections, des applications de sangsues, des pommades opiacées à haute dose, que quelques auteurs, depuis Van-Swiéten, ont conseillé la section vaginale, lorsque les convulsions proviennent d'un resserrement du col ou de ses adhérences avec les parois du vagin.

Lauverjat, dans son *Traité de l'opération césarienne*, est celui qui a préconisé le plus cette opération ; après lui viennent d'autres praticiens non moins recommandables, comme Cantonly, Gauthier de Paris, Martin de Lyon, qui ont confirmé l'excellence de ce moyen dans leur pratique. Cependant on n'entend de nos jours que rarement parler de l'opération césarienne vaginale, malgré la réussite de nos prédécesseurs et de quelques contemporains. Aujourd'hui on se fie trop à la version et à l'application du forceps, et par cela même on néglige d'autres moyens qui peuvent être également salutaires, dans le cas surtout où aucune des manœuvres précédentes n'est pas praticable. Dans le cas que le fœtus soit hydrocéphale ou qu'il soit mort, on ne doit pas balancer un seul instant à appliquer le forceps céphalotripteur de M. Baudelocque le neveu, ou à pratiquer la craniotomie, pour épargner à la mère des souffrances inutiles ; mais il faut dans ce but que le col soit suffisamment dilaté, pour que la main de l'accoucheur et les instruments puissent librement circuler.

SYNCOPE.

Immédiatement après l'éclampsie je place la syncope provenant de l'épuisement et de la longueur du travail, à cause de la ressemblance du trouble qu'elle occasionne dans l'économie chez les femmes délicates et nerveuses.

La syncope est une suspension momentanée de la circulation du sang, ou du moins des battements du cœur et des artères, de la respiration, de l'usage des sens et du mouvement volontaire, d'où viennent une pâleur mortelle qui couvre les joues de la malade, et une résolution complète des membres : ce qui donne l'aspect d'une mort apparente.

Il y a ici une distinction à faire entre l'asphyxie, l'apoplexie foudroyante, et la syncope ; car les phénomènes qui accompagnent cette dernière se trouvent également dans l'asphyxie, mais alors leur durée est beaucoup plus longue et plus dangereuse. La maladie est produite par la respiration des gaz méphitiques qui ne possèdent pas la quantité suffisante d'oxygène : l'acide carbonique, sulfureux, nitrique et leurs différentes combinaisons y prédominent le plus souvent. L'asphyxie commence par les poumons ; le cerveau n'est atteint que consécutivement, faute d'une alimentation qui lui est nécessaire pour l'entretien d'une excitabilité ordinaire.

Dans l'apoplexie foudroyante les fonctions cérébrales sont anéanties les premières, à cause de l'épanchement sanguin qui se fait dans les ventricules du cerveau ; la cessation complète des autres fonctions vient après.

Ce qui différencie la syncope de l'apoplexie surtout, c'est que dans la première les facultés intellectuelles et sensitives ne sont que suspendues : les malades éprouvent des sensations délicieuses, se croient transportées dans les pays où il règne un printemps éternel, où tout se ressent de l'abondance, des richesses, des plaisirs, où les chagrins de ce monde sont inconnus aux heureux mortels qui y jouissent d'une vie céleste... Barthez a dit que les moments qui précèdent immédiatement la mort, procurent aux moribonds des sensations pleines de douceurs analogues à celles que produisent les approches du sommeil après les grandes fatigues, tandis que dans l'apoplexie foudroyante, la vie s'éteignant, tout disparaît; il n'existe aucune sensation agréable ni désagréable.

La syncope arrive quelquefois subitement, mais le plus souvent elle est précédée d'un malaise, de bâillements, de pendiculations, de vertiges, d'un trouble de la vue, d'un tintement dans les oreilles. Après ces prodromes, la face se couvre d'une pâleur mortelle; les extrémités deviennent froides; une sueur glaciale couvre tout le corps; la respiration et la circulation se suspendent momentanément ; mais l'absorption, la nutrition et les sécrétions ne laissent pas de continuer. Cet état d'anéantissement simulé est ordinairement de peu de durée chez les femmes en couche ; mais il peut se répéter très fréquemment et se prolonger assez longtemps pour qu'on ait à craindre pour les jours de la mère et de son produit de conception.

Traitement. — Les aspersions froides, le reniflement de l'éther, de diverses essences fortes, du vinaigre ; l'administration des antispasmodiques à l'intérieur, comme l'infusion de mélisse, de tilleul, d'armoise (qui jouit d'une vogue extraordinaire parmi les bonnes femmes de Provence), avec quelques gouttes de liqueur anodyne d'Hoffmann additionnées avec l'eau de fleur d'oranger ; l'assa-fœtida en lavement, de légers révulsifs aux extrémités inférieures, quelques tasses de bouillon, quelques cuillerées de bon vin vieux ou de quelque liqueur spiritueuse, ont pu quelquefois relever les forces d'une femme épuisée par la longueur du travail, et favoriser la parturition naturelle. Mais il y a des cas où tous ces moyens sont insuffisants, et où les deux individus courent un danger éminent ; dans une circonstance pareille, loin de laisser s'éteindre leur existence, on doit avoir recours à l'accouchement artificiel, quoique les manœuvres qu'on est obligé d'exécuter ne soient pas sans danger. Il faut cependant suivre le sage conseil de Celse : *Melius anceps quam nullum*, pour n'avoir rien à se reprocher en cas d'événement funeste.

L'observation que je vais citer fera encore mieux sentir la justesse de ce précepte, ainsi que l'embarras dans lequel on se trouve en cas pareils.

IVme OBSERVATION.

Prolapsus du vagin ; adhérence des parois du col, au moyen de brides nombreuses ; longueur du travail ; syncope prolongée ; débridement ; application du forceps.

Le 30 août 1842, je fus demandé à Trèves (Rhône), pour accoucher la femme C..., âgée de trente-huit ans, d'une faible constitution, d'un tempérament nerveux, d'une taille moyenne, cheveux châtains.

Il y a deux ans j'ai assisté à une de ses couches. A cette époque je fus appelé par une sage-femme pour remédier à la chute de la paroi antérieure du vagin, qui formait en dehors une tumeur volumineuse comme deux poings. En examinant l'état de l'utérus, je sentis le col dilaté comme une pièce d'un franc, dur; les membranes étaient cassées depuis longtemps. L'auscultation pratiquée sur toute la périphérie du ventre n'a fait entendre aucun bruit ; les douleurs étaient rares et peu intenses; le travail durait depuis vingt-quatre heures.

La famille était très inquiète sur la vie de l'enfant, et comme rien ne me rassurait à cet égard, je lui ai exprimé franchement ma pensée. On a voulu alors, pour plus de sûreté, m'adjoindre le docteur R... Nous avons longtemps attendu l'issue du travail; c'est en vain que j'ai administré une potion avec quatre grammes de seigle ergoté, le travail traînait en longueur. La famille, de plus en plus inquiète sur le sort de l'enfant et de la mère, pria mon collègue, comme plus ancien dans le pays et la pratique, de terminer l'accouchement au moyen de l'application du forceps. C'est ce qu'il exécuta, une fois que l'extrémité céphalique eut descendu dans le petit bassin, et il amena un enfant mort du sexe masculin.

La mère s'est remise assez vite; je lui ai conseillé l'usage du pessaire, et elle s'en est bien trouvée.

Elle devint enceinte depuis, et je fus prévenu pour son accouchement. Cette fois-ci j'ai trouvé également une tumeur saillante provenant de la chute du vagin, dont le volume était double de celui de la première fois. Le col était tout-à-fait en arrière, son orifice complètement fermé par les brides assez fortes, qui, s'entre-croisant en divers sens, formaient un réseau imperméable à l'introduction du bout des doigts. J'ai essayé de faire le débridement avec l'ongle, pendant les contractions, et, ne pouvant pas y parvenir, j'ai mieux réussi avec les ciseaux droits, guidés sur les doigts de ma main gauche.

Malgré cette petite opération, les contractions utérines ne devinrent pas plus fortes ni plus fréquentes; le fœtus se présentait en deuxième position céphalique, au-dessus du détroit supérieur.

Je fis prendre à la femme quelques bouillons, et je dis de venir me chercher aussitôt que la poche des eaux serait cassée. Le soir, bien tard, on vint m'annoncer que les douleurs étaient très fortes; je me transportai sur les lieux, je trouvai peu d'avancement dans le travail; la dilatation du col était comme un petit écu de trois francs; les contractions utérines, peu intenses et fort éloignées. Pensant les accélérer, je perçai les membranes au moyen des ciseaux; il s'en écoula peu d'eau. Ceci n'influa nullement sur leur énergie pendant la nuit suivante.

Sur les trois heures du matin, le col fut dilaté comme une pièce de cinq francs; je voulus hâter l'accouchement, et fis prendre du seigle ergoté, ce qui augmenta momentanément les douleurs; mais une fois la dilatation parvenue au double de celle que je viens de dire, les choses en restèrent là.

La femme, depuis trois jours en travail sans avoir pu reposer seul instant, sans avoir pris une nourriture suffisante pour se soutenir, épuisée par les souffrances, commença à se sentir mal; je lui fis prendre quelques cuillerées de vin sucré chaud, des demi-tasses de bouillon, et j'attendis jusqu'à huit heures et demie, sans que le travail avançât le moins du monde.

Le fœtus avait cessé de remuer depuis quatre heures; l'auscultation ne me fit entendre aucun bruit. La femme, découragée par des efforts inutiles, se sentait mal à tout instant, et il survint enfin une syncope très prolongée. Je fus effrayé moi-même sur son état, ayant préalablement examiné, et m'étant assuré qu'aucun obstacle mécanique ne s'opposait à la continuation du travail; son retard par conséquent était uniquement dû au manque de force des contractions utérines, ainsi qu'à la faiblesse générale comme au découragement de la femme. Vu que le seigle ergoté n'agissait pas suffisamment, et sur tout qu'il ne restait plus à ma disposition un centigramme, éloigné d'une heure et demi de la ville, je me suis décidé à appliquer le forceps, quoique l'enfant se trouvât au dessus du détroit supérieur; et ce ne fut pas sans peine qu'au bout d'un quart d'heure je retirai un enfant mort, du sexe masculin, bien gros et bien conformé.

De suite après je procédai à la délivrance artificielle; car il ne m'était pas permis de compter trop sur les contractions utérines, qui n'existaient plus depuis longtemps, et ce fut d'autant mieux, que la femme se mourait dans les bras de son mari. La figure devint pâle, les yeux ternes, les extrémités froides, le pouls petit, concentré, intermittent très accéléré.

Les frictions sèches et vinaigrées, des applications chaudes par tout le corps, les liqueurs alcoholiques, le vin chaud à l'intérieur, furent administrés.

Je réduisis la chute du vagin à sa place ; peu à peu, au bout de trois heures, cette femme se trouva dans un état qui me permit de prendre congé d'elle.

Dans l'espace de dix jours, elle fut complètement remise, sans avoir éprouvé la moindre suite de cet accouchement ; et aujourd'hui elle est en bonne santé, sauf son indisposition ordinaire, à laquelle elle remédie au moyen d'un pessaire.

LONGUEUR DU TRAVAIL.

Une des causes des plus fréquentes des accouchements artificiels est la longueur du travail ; ce qui ordinairement rend la parturition laborieuse, et réclame l'intervention active de l'art pour sa terminaison.

Les cas appartenants à cette catégorie, surtout chez les femmes primipares, avancées en âge, et jouissant d'un embonpoint considérable, se sont présentées assez souvent dans ma pratique, où j'ai été obligé de terminer l'accouchement artificiellement bien plus souvent qu'à ceux produits par d'autres causes.

La lenteur excessive du travail est souvent occasionnée par la faiblesse des contractions provenant de l'excessive distension des parois utérines remplies d'eau amniotique ; par la présence de plusieurs enfants; par leur monstruosité ; par la pléthore générale de la femme, et principalement de celle de l'utérus ; par son spasme nerveux; par la rigidité de ses fibres et de toutes les parties molles du bassin; par la mort de l'enfant, d'après Baudelocque; par le ralentissement ou suspension des douleurs provenant soit de causes morales, soit de l'état maladif de la femme ou de sa matrice ; par l'irrégularité des douleurs, c'est-à-dire que les contractions sont partielles, et qu'il n'y a qu'un seul point de l'organe gestateur qui se contracte, la totalité restant dans l'inaction; enfin par l'inertie de l'utérus, sur quoi je vais m'arrêter un instant, à cause de sa fréquence dans les accouchements laborieux.

De l'état de faiblesse générale de la femme, provient souvent celui de l'utérus; c'est ce qu'on nomme *son inertie.*

Après de grandes fatigues prolongées pendant plusieurs jours, les contractions utérines diminuent d'intensité, de fréquence, et cessent parfois complètement au moment où une des extrémités de l'enfant qui se présente, est déjà descendue dans le petit bassin ou seulement parvenue à s'engager dans le détroit supérieur. Il arrive souvent que le col et ses parois sont rigides, durs, contractés, engorgés, le fœtus lui-même tuméfié, la matrice dans un état d'engourdissement, d'où rien ne peut la tirer.

D'autres fois l'orifice du col et ses parois sont relâchés et ramollis, ne présentant ni tension ni dureté; la main pénètre facilement, et peut exécuter les manœuvres nécessaires sans aucune difficulté. Dans ce dernier cas l'inertie provient d'un état de faiblesse de la femme, de sa constitution chétive et délicate, ruinée par le manque des choses les plus indispensables à la vie, par les affections tristes et mélancoliques, quelquefois par les excès des liqueurs alcoholiques prises en abondance, ce qui jette dans un état d'ivresse. Les personnes d'un tempérament lymphatique, qui mènent une vie molle, inactive, sont plus prédisposées à cette sorte d'inertie que les autres.

Chez les personnes pléthoriques ou nerveuses il existe souvent un resserrement de l'orifice interne ou externe du col, qui met un obstacle insurmontable à la parturition; c'est une rigidité du col tonique, fréquente chez les primipares et chez les personnes avancées en âge.

Traitement. — Les excitants diffusibles et toniques, si souvent mis en usage par les anciens, conviennent éminemment dans l'inertie atonique. Dans le cas de rigidité du col, de son rétrécissement spasmodique, il est très avantageux d'administrer quelques calmants et antispasmodiques à l'intérieur, et même en injections dans le vagin. L'onction du col avec la pommade de belladone composée de quatre grammes d'extrait sur trente d'axonge frais, ou mieux encore, du cérat; l'emploi des grands bains prolongés, surtout de ceux de siége, des lavements émollients, une saignée du pied ou du bras, triomphent souvent d'un obstacle éphémère, surtout lorsque l'inertie provient d'une pléthore générale chez les femmes fortes, d'un tempérament sanguin, et souvent chargée d'un embonpoint considérable.

L'administration du seigle ergoté en infusion ou en poudre, *fracta dosi* dans des intervalles assez rapprochés jusqu'à quatre grammes, est d'un grand secours dans de pareils cas ; il m'a souvent épargné la peine d'avoir recours aux manœuvres obstétricales pour la terminaison de bien des accouchements laborieux.

M. Chailly, dans son *Traité pratique de l'art des accouchements*, à la page 323, donne les règles suivantes, d'après M. le professeur P. Dubois, quant à ce qui regarde les indications et surtout les contre-indications de son emploi ; en voici la tenue :

« Il ne doit être donné pendant le travail, dans le cas de faiblesse des contrations utérines, ou d'inertie complète de l'utérus, que lorsque le bassin est bien conformé, lorsque la tête de l'enfant n'a que ses dimensions normales, et lorsque la présentation permet l'expulsion spontanée. Ainsi il doit être proscrit dans les présentations du tronc. On doit de même en défendre l'usage, quand il existe un obstacle sérieux au col, par suite, soit d'un état morbide, soit d'un défaut de dilatation ; et ne le permettre qu'après la rupture des membranes, et lorsque le col est dilaté ou assez dilatable pour céder facilement. On doit bien se garder aussi de l'administrer, quand la tête est dans l'excavation ou à la vulve, et quand l'enfant est en danger. C'est alors au forceps qu'il faut avoir recours.

« Il faut autant que possible éviter de l'administrer aux femmes primipares, dans la crainte qu'une expulsion trop rapide ne puisse compromettre le périnée ; à celles qui sont très nerveuses et très irritables, sujettes aux convulsions ; aux femmes chez lesquelles il existe des symptômes de congestion, ou simplement des symptômes de pléthore, la saignée dans ce cas étant seule indiquée ; enfin aux femmes chez lesquelles la sensibilité utérine est habituellement exaltée, et qui sont sujettes aux inflammations de cet organe. »

S'il fallait toujours appuyer les assertions par les faits pratiques, je pourrais citer ici un nombre considérable d'observations sur l'efficacité de l'ergot dans l'inertie de l'utérus ; mais c'est un fait acquis dans la science : la pratique journalière des sages-femmes et de touts les routiniers des campagnes vient pleinement confirmer cette manière de voir, à tel point qu'aujourd'hui il convient plutôt de relater les cas où le seigle ergoté n'a pas réussi; ce qui arrive plus rarement que de le voir obtenir un plein succès.

Vme OBSERVATION.

L'inertie de l'utérus; administration du seigle ergoté sans aucun résultat; application du forceps.

Le 24 avril 1842, une sage-femme me demanda rue du Grand-Terret, à Rive-de-Gier, pour terminer l'accouchement de la femme Hospital, âgée de vingt-six ans, d'une assez forte constitution, d'un tempérament lymphatico-nerveux, de petite taille, cheveux châtains, enceinte pour la troisième fois et en travail depuis vingt-quatre heures.

L'accoucheuse m'a dit avoir donné plus de quatre grammes de seigle ergoté, sans aucun succès. Depuis midi jusqu'à quatre heures, moment où je fus réclamé, il y eut une suspension complète des contractions utérines; les eaux s'étaient écoulées il y avait quelque temps; le col de la matrice était mou, dilaté, permettant facilement l'intromission de la main; c'était la tête qui se présentait la première, en deuxième position; les parois de l'utérus étaient presque colées contre la périphérie du fœtus.

La femme était très agitée et me supplia instamment de la délivrer. En appliquant le stéthoscope, à peine pouvais-je entendre le bruit placentaire dans la fosse iliaque droite. Le fœtus était sans mouvement, malgré tous les moyens mis en usage pour l'exciter; et c'était plutôt pour sauver l'enfant que la mère, qui ne me semblait courir aucun danger, que j'ai cédé à ses instances en appliquant le forceps au-dessus du détroit supérieur. Après un quart d'heure assez pénible, je fis venir au monde un garçon qui ne donnait plus de signes de vie; mais à force de frictions sèches, de bains chauds, il fut ranimé, et devint par la suite un fort bel enfant. La mère se leva le second jour de cette couche (contre mes recommandations), pour vaquer aux affaires de son ménage, sans avoir ressenti aucune suite fâcheuse.

VIme OBSERVATION.

L'inertie de l'utérus ; inefficacité du seigle ergoté ; application du forceps.

Un mois plus tard, le 27 mai 1842, je fus réclamé par une sage-femme à Merlin, commune de Longes (Rhône), près de la femme Champin, âgée de 40 ans, d'une forte constitution, primipare. Elle se trouvait absolument dans la même position que celle dont je viens de rapporter l'observation. La sage-femme m'a affirmé avoir administré plus de quatre grammes de seigle ergoté en infusion; les membranes étaient cassées depuis long-temps; le travail laborieux paraissait tenir au peu d'élasticité des parties molles, ainsi qu'à un volume assez grand du fœtus, dont l'extrémité céphalique était déjà engagée dans le petit bassin.

Vainement j'ai attendu le retour des contractions utérines plus de trois heures, tantôt en fesant des applications chaudes, tantôt en pratiquant des frictions sèches sur le bas-ventre, et fesant prendre des excitants à l'intérieur. A la fin de tout cela, croyant qu'une expectation plus longue était plutôt nuisible qu'utile, j'ai proposé l'accouchement artificiel, qui a éte accepté très volontiers par la femme et sa famille. J'ai appliqué le forceps, et au bout de quelques minutes seulement j'ai amené un enfant mort, du sexe masculin; je n'ai pas été aussi heureux que dans le cas précédent pour le faire revenir à la vie.

Il est vrai de dire qu'avant l'application du forceps je n'ai pu entendre aucun bruit au moyen du stéthoscope, ni exciter aucun mouvement, même par les applications froides sur le ventre de la mère.

Aucune suite fâcheuse n'est arrivée pour la femme, qui au bout de dix jours vint en ville bien portante.

A quoi faut-il attribuer l'action nulle du seigle ergoté dans les deux cas cités ci-dessus? Deux causes me semblent participer à cela : 1° la mauvaise qualité de l'ergot que les sages-femmes ont l'habitude d'infuser trop légèrement; 2° son administration prématurée. Les accoucheuses, malgré leur ignorance, aiment à faire voir aux assistants leur grand savoir-faire, et dans les cas où les contractions sont peu énergiques ou qu'elles traînent en longueur, de suite elles se jettent sur le seigle ergoté comme sur un remède infaillible, quoique le moment opportun de son administration ne soit pas encore arrivé. Peu leur importe de s'enquérir sur les positions, souvent vicieuses, du fœtus; sur la rigidité des parties molles, particulièrement du col; sur sa dilatabilité, sur les obliquités de l'utérus, etc. « Il faut que la femme souffre bien, disent-elles, pour faire un enfant » ; et c'est en cela que consiste toute leur science; et voilà les raisons des nombreux insuccès de l'ergot. En c irurgie, ainsi qu'en médecine, la réussite d'un agent thérapeutique dépend souvent plus de la main qui l'administre que de son action intrinsèque, comme cela se voit tous les jours dans la pratique.

Lorsque les ressources médicales sont épuisées inutilement pour terminer un accouchement laborieux, ou qu'il existe même des contre-indications d'emploi des saignées et des excitants, que le travail se prolonge à faire craindre pour les jours de l'enfant qui se trouve déjà engagé dans le détroit supérieur ou même inférieur, et c'est d'autant plus, que le séjour de l'extrémité céphalique dans l'excavation du bassin occasionne souvent la mortification, plus ou moins considérable, par la compression des parois recto-vaginales ou vésico-vaginales de la femme. Dans ces cas il est du devoir de l'accoucheur de terminer le travail artificiellement, par l'application du forceps, plutôt que d'attendre l'issue incertaine de cette expectation, qui, sans être blâmable dans l'art des accouchements, attire souvent des conséquences assez graves, pour que l'on doive tâcher de les prévenir.

J'ai dit, au commencement de cet article, que les cas appartenants à cette catégorie d'accouchements artificiels sont très fréquents dans la pratique; et s'il me fallait produire toutes les observations dont je suis possesseur, je grossirais singulièrement le volume de ce travail, sans lui donner plus d'importance, d'autant plus que les chirurgiens les moins répandus dans cette partie doivent les rencontrer aussi souvent que moi. Je ne vais par conséquent rapporter ici que deux cas qui m'ont paru mériter quelque attention, passant sous silence ceux qui sont moins intéressants.

VIIme OBSERVATION.

Longueur du travail, de quatre jours et demi, chez une femme primipare, d'un tempérament lymphatique ; accouchement artificiel.

Le soir du 12 janvier 1843, je fus réclamé auprès de la femme Charier, âgée de vingt ans, d'une assez forte constitution, d'un tempérament lymphatique, de taille moyenne, cheveux châtains, enceinte pour la première fois, habitant le quartier de la Roche, à Rive-de-Gier.

Cette femme me dit avoir éprouvé bien des douleurs depuis six heures du matin. Le toucher pratiqué ne me fit sentir que la paroi antérieure du vagin, qui venait au-devant de la tête du fœtus; il me fut impossible d'atteindre l'orifice du col, qui se trouvait tout-à-fait en arrière et en haut (obliquité antérieure). Les contractions utérines étaient de la nature de celles qu'on appelle *petites douleurs* ou *les mouches*. L'auscultation me fit entendre distinctement le souffle placentaire, ainsi que le bruit du cœur de l'enfant, à droite et vers la ligne blanche de la mère. J'annonçai aux parents la vie de l'enfant qui se présentait par le vertex; j'engageai la femme à se coucher sur le dos et à prendre patience, le moment n'étant pas encore arrivé pour l'accoucher.

Toute la nuit, ainsi que la journée du 13, les contractions utérines persistaient sans augmenter d'énergie ni de fréquence. Le toucher, pratiqué le soir, dénotait même état du col que la veille; il fut cependant cette fois-ci facilement atteint. Ses bords étaient durs. Les douleurs devinrent plus intenses dans la nuit du 14, et le matin je pus sentir l'ouverture du col de la valeur d'une pièce de deux francs, dirigé en bas et au milieu du bassin; ses bords plus ramollis, chauds; la muqueuse du vagin exhalait une sécrétion très abondante. Depuis le 12, cette pauvre femme n'a pas fermé l'œil; elle était tourmentée par la soif; sa peau était chaude; le pouls fort, à quatre-vingt-dix; les urines peu abondantes, rougeâtres. Elle n'était allée qu'une fois à la selle depuis le commencement du travail; il est vrai aussi qu'elle ne prenait que des bouillons et quelques tasses de café à l'eau pour exciter les contractions; inappétence complète. Je lui ai prescrit plusieurs bains de siége émollients, qui semblaient influer fort peu sur la marche de la parturition.

La nuit du 14 au 15 se passa dans les grandes souffrances, les contractions étant plus énergiques et plus fréquentes. Sur les quatre heures du matin, croyant pouvoir accélérer le travail, je perçai les membranes, et à six heures la dilatation du col fut à près de sept centimètres. L'extrémité céphalique s'engagea dans le détroit supérieur, dans la position occipito-cotyloïdienne droite; la femme, apathique d'elle-même, perdit toutes ses forces; les contractions utérines, malgré divers excitants, au lieu de se soutenir et d'augmenter, diminuèrent sensiblement et à tel point, qu'à huit heures il n'en existait presque plus.

L'auscultation me fesait entendre toujours le souffle placentaire, mais moins fort cependant que les jours précédents. L'état général de la femme me parut assez grave : son faciès était pâle, décomposé, ses yeux étincelants, les lèvres et les dents sèches, noirâtres; la peau sèche, brûlante; le pouls petit, concentré à cent quinze; soif inestinguible; prostration des forces physiques et morales : tout cela m'obligea à terminer l'accouchement par une application du forceps. Au bout de cinq minutes j'amenai au monde un gros garçon tout violet, et dont le cuir chevelu fut extrêmement tuméfié et allongé; en fesant saigner le cordon ombilicale il reprit son teint normal et devint fort beau par la suite. Quant à la mère, elle s'est remise dans quinze jours parfaitement bien et a fait déjà un autre enfant depuis cette époque.

VIIIme OBSERVATION.

Longueur du travail chez une femme pléthorique; présentation occipito-cotyloïdienne-gauche avec l'issue de la main; saignée; bains de siége; pomade de belladone sans succès; accouchement artificiel.

Le 3 août 1844, je fus prié d'assister aux couches de la femme L..., dame du café, rue de Lyon, à Rive-de-Gier, âgée de trente-six ans, enceinte pour la septième fois, d'une très forte constitution, d'un tempérament sanguin, et jouissant d'un embonpoint considérable. Ce fut vers les onze heures du matin que je la vis pour la première fois. Les contractions utérines furent très faibles et très éloignées; le col, bien haut, ne présentait pas la moindre dilatation; à travers les parois du vagin, on pouvait sentir l'extrémité céphalique de l'enfant, dont les signes de vie furent constatés au moyen du stéthoscope; l'état général de la mère fut excellent; je l'engageai à prendre patience et à endurer le mal.

Le 4 au matin, malgré la persistance des douleurs, point d'avancement dans le travail; le col se ramollit cependant; une sécrétion muqueuse vaginale abondante se fait remarquer. Ce n'a été que le soir que j'ai pu sentir une dilatation du col comme une pièce d'un franc. Les contractions furent plus intenses; je conseillai des bains de siége avec une décoction de mauve, de morelle et de têtes de pavot, prolongés au moins de deux heures; on devait y revenir par la suite.

Il y eut peu de repos dans la nuit. Le 5 au matin, le col était dilaté comme une pièce de cinq francs; ses bords toujours durs, rigides; les contractions rares, mais assez fortes. L'état de la femme était excellent : la figure rouge et animée, peu de soif, le pouls plein, à quatre-vingt-six. Saignée du bras de quatre cent cinquante grammes; frictions du col avec la pommade de belladone; bains de siége comme la veille; bouillons et quelques légers potages pour nourriture.

A trois heures après midi les contractions utérines redoublèrent d'intensité et de fréquence, sans que pour cela il y eût un grand avancement. En examinant le col, je sentis la tête du fœtus venir en première position du vertex (occipito-cotyloïdienne gauche). Pour favoriser la parturition, j'ai percé les membranes, d'où il s'en est écoulé une grande quantité de liquide amniotique. Le col fut ouvert le double plus que le matin; ses parois étaient ramollies et amincies. Malgré cela il n'y avait point d'avancement à quatre heures et demie : à chaque contraction je sentais descendre le vertex; une fois la douleur passée, il remontait et reprenait sa place primitive. Je cherchai la cause de cette particularité, et en examinant soigneusement, je sentis qu'au devant de l'occiput l'enfant présentait sa main; je le repoussai, et le soutins pendant plusieurs douleurs jusqu'à l'engagement de l'extrémité céphalique dans le détroit supérieur, où elle resta une heure comme si elle était fixée, malgré les contractions très violentes. Comme cet état de choses pouvait amener des suites funestes pour l'enfant, et même pour la mère, j'ai appliqué le forceps, et terminé heureusement l'accouchement au bout de quatre minutes, en amenant au monde, avec bien des efforts de ma part, une petite fille très grosse, toute violette et à demi morte, qui est revenue cependant facilement à la vie; et la mère s'est parfaitement bien remise : le cinquième jour elle est allée au comptoir, malgré ma défense formelle.

Celles des causes assez fréquentes de la lenteur du travail puerpéral, qui demandent l'intervention de l'art, ce sont les obliquités utérines.

On entend par *obliquité utérine* la déviation de son corps, qui entraîne à sa suite celle de son orifice, d'une ligne perpendiculaire qu'on ferait passer au milieu du ventre et au centre des cavités du bassin de la femme; en sorte que, dans l'obliquité antérieure, par exemple, celle qu'on observe le plus fréquemment, on voit la paroi antérieure du vagin, pressée par une des extrémités de l'enfant, devenir inférieure, la paroi postérieure devenir supérieure, et l'orifice, qui habituellement doit occuper le centre de l'excavation, être en arrière, en haut, tourné vers la face antérieure du sacrum.

Il est facile de comprendre combien une disposition pareille doit être nuisible à la parturition, en neutralisant l'ensemble d'action des fibres utérines, qui devraient être dirigées suivant un axe opposé à celui-ci.

La dilatation du col est très lente et ne se fait qu'imparfaitement, les efforts expulsifs venant se briser contre la partie antérieure du col, partie qui répond au vide du bassin; étant distendue par la tête, elle peut être entraînée jusqu'à la vulve et menacer de se rompre.

Il existe trois sortes d'obliquités utérines, à proprement parler : une antérieure et deux lattérales, droite et gauche. Quelques auteurs en ont admis une quatrième : la postérieure, qui doit être excessivement rare, si elle peut avoir lieu.

Les causes qui les produisent sont prédisposantes et déterminantes.

Aux premières appartient la grossesse multiple, surtout chez les femmes d'une petite stature, d'un tempérament lymphatique, chez lesquelles il existe une laxité des tissus dans tout le corps, mauvaise conformation de la taille de la femme, et une grande quantité d'eau amniotique.

Parmi les causes déterminantes il faut comprendre l'existence des tumeurs anormales dans le bas-ventre, l'insertion du placenta fort développé plutôt sur un côté que sur l'autre. Pour l'obliquité latérale droite, la présence de l'*S* iliaque et du rectum à gauche, l'antérieure est due à l'inclinaison naturelle du bassin en avant ; ce qui fait que, quand la femme est debout, les pubis sont situés plus bas que l'angle sacro-vertébral, et que l'utérus est repoussé en avant par le paquet intestinal, ainsi que l'angle lui-même.

Les obliquités utérines sont très faciles à reconnaître ; néanmoins elles ont causé quelquefois des méprises funestes, comme le cite M. le professeur Moreau (tom. II, page 164 et 165). Je fus moi-même un jour, au commencement de ma pratique obstétricale, très mystifié, lorsqu'en pratiquant le toucher, au lieu de trouver l'orifice du col, je ne sentis que la tête du fœtus descendue dans le petit bassin, enveloppé de la paroi antérieure du col. Je passai la nuit entière à attendre; je fis prendre plusieurs bains de siége, et fus sur le point de réclamer les conseils d'un confrère, lorsqu'en fesant pénétrer les doigts bien plus haut et en arrière dans l'excavation du sacrum, je retrouvai l'orifice dilaté comme une pièce de trois francs; de suite je fis coucher la femme sur le dos, et je m'efforçai de ramener l'orifice avec mes doigts en avant et au milieu du bassin, que je soutins pendant un bon moment jusqu'à l'engagement de la bosse pariétale. L'accouchement s'effectua naturellement au bout d'une heure et demie.

Le traitement des obliquités consiste à donner à la femme une position inverse à celle dans le sens de laquelle l'obliquité a lieu, dans la réduction de l'orifice au centre du bassin, et à l'y fixer pendant le temps qu'on juge nécessaire ; enfin dans l'application d'une ventrière pendant les derniers mois de la grossesse et pendant le travail puerpéral. Mais il arrive parfois que ces moyens sont insuffisants pour la terminaison de l'accouchement, la femme étant épuisée par la longueur du travail; que son existence ou celle du fœtus est compromises par quelques autres causes qui réclament l'intervention de l'art, comme on le verra par les observations qui vont suivre : on doit recourir alors à un accouchement artificiel.

IXme OBSERVATION.

Obliquité antérieure de l'utérus; travail laborieux; réduction du col; emploi du seigle ergoté; application du forceps.

Le 18 octobre 1842, au matin, je fus prié pour assister aux couches de la femme Dévigne, place de la Grenette, à Rive-de-Gier. Cette personne était âgée de vingt ans, d'une assez forte constitution, d'un tempérament sanguin, d'une petite stature, cheveux châtain clair, primipare. Les contractions utérines, à un faible degré il est vrai, existaient déjà depuis vingt-quatre heures, assez intenses pour empêcher le repos de la nuit.

Le ventre formait une besace énorme, proportionnellement à la taille; ce qui prêtait aux rires de ses voisines, qui lui prédisaient plusieurs enfants qu'elle devait faire à la fois. Le toucher pratiqué me fit sentir la tête du fœtus descendue dans l'excavation supérieure, coiffée par la paroi antérieure du col; j'enfonçai plus profondément le doigt, en le dirigeant sur le plan antérieur du sacrum, et à peine pouvais-je atteindre l'orifice qui se trouvait vis-à-vis de l'angle sacro-vertébral. La femme fut couchée sur le dos, le bassin soulevé par les coussins; je m'efforçai pendant deux heures à opérer la réduction.

Après avoir réussi, je laissai agir la nature, et je dis devenir me chercher lorsque les membranes seraient cassées. La journée entière se passa sans aucun résultat. Je vis la femme vers les dix heures du soir; les contractions utérines étaient faibles et éloignées; l'orifice du col s'est trouvé de nouveau en arrière, moins élevé et moins incliné que pour la première fois.

La femme passa cette nuit, comme les précédentes, à souffrir, sans qu'il y ait eu bien de l'avancement dans le travail.

Le 10 au matin, le col était moins dilaté, comme une pièce de deux francs, toujours incliné en arrière, malgré les précautions prises pour obvier à cet inconvénient; l'enfant venait en première position du vertex occipito-frontal gauche, sans rien présenter qui fût anormal.

Je pris encore patience toute la journée. Je proposai une saignée du bras, qui fut refusée. Vers le soir le col était très mou, dilaté comme une pièce de six francs, les contractions toujours languissantes. Pour accélérer le travail je perçai les membranes avec les ciseaux droits, croyant que l'inertie dépendait de la grande quantité de liquide amniotique; je prescrivis des bains de siége émollients. Deux heures après, n'ayant obtenu que fort peu d'avancement de tout cela, j'administrai une cuillérée à bouche, toutes les cinq minutes, de la potion suivante : infusion de tilleul, cent-vingt grammes; eau de fleur d'oranger, seize grammes; seigle ergoté pulvérisé, quatre grammes; sirop d'armoise, trente grammes.

Bientôt après, les contractions devinrent plus fortes; la tête s'engagea dans l'excavation du détroit supérieur, et, à cause sans doute de son volume, y resta fixée plus d'une heure, sans que je pusse remarquer aucun vice du bassin, ni un resserrement spasmodique de ses orifices internes ou externes, ni une présentation mauvaise de la part de l'enfant.

Les choses étant là, cette femme me supplia de la délivrer au moyen du forceps; c'est à quoi je me suis vu forcé lorsqu'après plusieurs heures d'attente rien ne fut changé dans le travail. Moins de dix minutes suffirent pour la débarrasser en plein. La petite fille fut très vivace; elle se mit à crier aussitôt que le vertex eut franchi la vulve, et que sa tête fut dégagée des cuillers du forceps. La mère eut une rétention d'urine pendant trois jours; j'eus recours au cathétérisme, et elle s'est remise dans une semaine.

Xme OBSERVATION.

Obliquité antérieure de l'utérus; longueur du travail chez une primipare; administration de la potion obstétricale le quatrième jour; accouchement artificiel.

Le soir du 8 décembre 1844, on me réclama pour la femme Rap-Ancrenat, âgée de dix-huit ans, d'une constitution grêle, d'un tempérament nerveux, de taille moyenne, cheveux châtain foncé, enceinte pour la première fois, habitant rue de Lyon, à Rive-de-Gier.

Depuis le matin elle éprouvait quelques petites douleurs à de longs intervalles. Le toucher pratiqué ne me fit apercevoir qu'une tumeur volumineuse au dessus du détroit supérieur ; ce que je pris pour la tête du fœtus. Il me fut impossible d'atteindre l'ouverture du col, qui se trouvait trop haut en arrière. L'auscultation me donna des signes indubitables de la vie de l'enfant.

J'ai engagé la mère à prendre du repos et de la patience, lui déclarant que, malgré les petites douleurs qu'elle ressentait, il n'y avait pas seulement un commencement de travail ; de sorte qu'elle pouvait dormir tranquillement, si les contractions, et la toux provenant d'un catarrhe pulmonaire dont elle était atteinte, pouvaient le lui permettre. Sa poitrine, percutée, fesait entendre une matité bien sensible dans toute l'étendue du poumon droit et au sommet du poumon gauche ; par l'auscultation j'ai pu apercevoir un râle muqueux à grosses bulles dans le trajet des bronches, un râle sibilant au sommet des deux poumons ; sa peau était chaude, le pouls était plein à quatre-vingt-cinq ; la langue chargée d'un enduit blanchâtre, jaune au milieu ; l'expectoration abondante, épaisse, difficile ; constipation ; les urines sédimenteuses. Je lui ai prescrit un look blanc kermétisé, une tisane pectorale, des bouillons de poulet et des crêmes d'avoine pour toute nourriture.

Les contractions utérines plus au moins fortes ne discontinuèrent pas le 9 et le 10 ; ce dernier jour seulement je pus sentir la dilatation du col, large comme une pièce d'un franc, bien en arrière et un peu à gauche. Je le réduisis au centre du bassin, et je recommandai de garder la position horizontale sur le dos. Cet état de choses persista jusqu'au 11, à heures du matin. Je vis alors le col dilaté comme une pièce de cinq francs ; les contractions étaient assez fortes, mais très éloignées ; l'extrémité céphalique venait en première position, occipito-cotyloïdienne gauche ; les symptômes pectoraux persistaient au même degré. L'enfant donnait tous les signes de vie ; mais la mère, faible et délicate par sa constitution, était exténuée de fatigue, d'insomnie et d'inanition : car elle prenait fort peu de chose pour se soutenir.

Sur les deux heures après midi la dilatation du col fesait du progrès ; la tête commença à s'engager dans le détroit supérieur, mais les contractions utérines devenaient bien moins fortes et plus éloignées. Je prescrivis alors une potion avec quatre grammes de seigle ergoté, que j'administrai par cuillerées toutes les dix minutes. A quatre heures, l'extrémité céphalique se trouvait dans l'excavation du petit-bassin ; mais une fois parvenue à cet endroit, une hémorrhagie, peu intense il est vrai, se déclara, les contractions diminuèrent beaucoup de leur énergie, bien que la jeune femme souffrît beaucoup. J'attendis jusqu'à cinq heures et demie la recrudescence des douleurs bien inutilement. Je proposai alors l'application du forceps, et au bout de trois minutes j'amenai une petite fille qui avait la face et le corps violets, le cuir chevelu extrêmement tuméfié et saillant; ce qui donnait à la tête une forme très allongée; je laissai saigner un peu le cordon ombilical, et elle revint totalement à la vie. Je délivrai la mère sans peine; je lui mis une serviette autour du ventre, et je prescrivis un look avec acétate de morphine, tisane d'escargot et de quatre fruits pectoraux édulcorée avec le sirop de Briant, diète absolue, position horizontale, repos et tranquillité parfaite.

L'hémorrhagie utérine, assez abondante en premier lieu, principalement après la délivrance, se calma peu à peu; mais la toux et l'état fébrile persistèrent avec non moins d'intensité. Les jours suivants cette jeune femme fut très abattue; les symptômes pectoraux commencèrent à menacer sérieusement son existence. Les applications de vésicatoires aux extrémités supérieures, ainsi que des remèdes calmants et expectorants firent cependant justice de tout cela au bout de quinze jours; mais, à force de tousser, elle eut un prolapsus de l'utérus. Je lui fis garder le lit pendant trente jours de plus, et elle s'est parfaitement bien remise de toutes ses petites misères.

RUPTURES.

S'il existe une indication plus pressante de l'intervention de l'art pour terminer promptement l'accouchement, c'est celle sans contredit de la rupture de divers organes de la femme pendant le travail puerpéral, comme d'un vaisseau anévrysmal, l'anévrysme du cœur; la rupture de la vessie remplie d'urine, du vagin et principalement de l'utérus, soit dans son corps, soit au col, au dessus de son insertion vaginale.

La rupture de la matrice ou de son col arrive plus souvent chez les femmes d'un certain âge et qui ont eu plusieurs couches, que chez les primipares.

Parmi les causes de cet accident funeste on cite les vices organiques des parties génitales, et principalement du bassin; les dégénérescences squirrheuses, cancéreuses, encéphaloïdes de l'utérus; le ramollissement de son tissu; l'amincissement extrême de ses parois, provenant de quelque diathèse générale ou sans cause appréciable; les obliquités et l'occlusion presque complète de l'orifice du col par les brides, adhérences contre-nature; une quantité trop considérable de liquide amniotique; la présence d'un enfant mal, d'après le docteur Keewer; les coups portés sur le bas-ventre pendant les derniers mois de la grossesse, qui peuvent occasionner par la suite des inflammations, et même la mortification du tissu; les contractions trop énergiques longtemps prolongées, et surtout lorsqu'elles sont inégales, partielles; ajoutez enfin les manœuvres pernicieuses, mal dirigées par une main novice et téméraire.

La rupture de l'utérus ou de son col peut être complète et dans une très grande étendue, ou partielle occupant un petit espace. Dans le cas d'un déchirement complet, le fœtus passe le plus souvent dans la cavité abdominale.

Lorsque cet accident arrive après des efforts et des souffrances inouïes du côté de la femme, il n'est pas rare d'entendre un bruit semblable à un déchirement, à un craquement de parchemin, la femme éprouve une douleur violente, *angoissante*, comme disait Désormeaux; elle crie qu'on lui arrache les entrailles. Au même instant on s'aperçoit d'une difformité dans le ventre, qui s'affaisse du côté où l'enfant ne se trouve plus. En pratiquant le toucher, on sent l'œuf mollasse, comme si une partie de son liquide se fût extravasée. Le col se resserre bientôt et ne permet plus l'introduction de la main; le travail se suspend, et le plus souvent une hémorrhagie intense se manifeste en dehors, d'autresfois elle se fait seulement à l'intérieur. La malade présente tous les symptômes d'une hémorrhagie interne, tels que la petitesse et l'intermittence du pouls, une pâleur mortelle, refroidissement des extrémités, syncope prolongée, et le ballonnement du ventre, qui peut quelquefois provenir de l'introduction de l'air dans l'abdomen, selon quelques auteurs.

D'après cet ensemble des symptômes, on peut facilement établir le diagnostic; ce qui n'est pas aussi facile, lorsque la rupture est partielle et qu'on ne peut pas atteindre avec le doigt explorateur le siége de la maladie. Ordinairement ce n'est qu'une autopsie cadavérique dans ces cas, qui puisse découvrir ces lésions et la véritable cause de mort.

Le pronostic de la rupture de l'utérus est toujours fâcheux et très grave, malgré les cas tout-à-fait exceptionnels que citent les auteurs d'une terminaison heureuse; ce qui peut avoir lieu, lorsque la rupture arrive dans les premiers mois de la grossesse. Dans ces cas l'inflammation consécutive du bas-ventre se borne quelquefois à un seul point, et, une fois la putréfaction faite, les os de l'embryon sont chassés par les abcès de l'aîne, du rectum, de la vessie ou par le vagin même.

Le traitement le plus rationnel de la rupture de l'utérus ou de son col pendant le travail puerpéral, et dans sa seconde période, où cela arrive le plus fréquemment, est de recourir à l'accouchement artificiel. On donne ici la préférence à la version, qui est un moyen très expéditif, à moins que le travail ne soit déjà assez avancé pour que l'application du forceps soit plus commode; mais il arrive aussi que ni l'un ni l'autre de ces moyens ne peut être mis en pratique. L'accoucheur doit alors avoir recours à la gastrotomie, opération qui n'est pas innocente, tant s'en faut, mais dont la nécessité est évidemment reconnue.

Car, en effet, si les jours de la mère sont en danger, il convient au moins de sauver ceux de l'enfant, d'autant plus que la science possède des cas heureux où l'on a eu le bonheur de sauver l'enfant et la mère. Ces cas sans doute sont rares; mais, puisqu'il en existe déjà de pareils, on est autorisé par cela même à recourir aux moyens qui donnent la moindre lueur d'espérance au succès.

Je ne partage pas l'opinion des auteurs qui admettent ici l'expectation (Burns, page 190 de son *Traité d'accouchements, des maladies des femmes et des enfants*, traduction française sur la neuvième édition, 1837); car s'il convient de laisser aux soins de la nature un déchirement du vagin, celui du col au dessous de son insertion, et dans les premiers mois de la grossesse, il n'en est pas de même lorsqu'il s'agit d'une rupture considérable du corps de l'utérus ou de son col, dans les derniers mois de gestation, ou mieux encore dans la seconde période du travail, qu'on doit terminer le plus tôt possible par les moyens que l'art et les circonstances peuvent mettre à notre disposition.

B.

Dans le *deuxième genre* du PREMIER ORDRE, nous comprenons les causes essentielles préexistantes et dépendantes de la mère.

Parmi ces causes, les vices du bassin méritent surtout l'attention du praticien, soit à raison de leur fréquence, soit parce que de leur appréciation plus ou moins juste dépend le parti que doit prendre l'accoucheur dans le mode opératoire qui peut conserver la vie ou causer la mort de la femme et du fœtus. Or, lorsqu'on est chargé d'une responsabilité pareille, où il s'agit de la vie de deux individus, il est essentiel que le traitement soit basé, non pas sur des conjectures, mais sur les preuves matérielles provenant de la mensuration exacte des divers diamètres du bassin vicié, ainsi que de la présentation plus ou moins favorable du fœtus, du volume de l'extrémité qui se présente et de l'énergie des contractions utérines dans certains cas. L'existence de diverses tumeurs osseuses, comme exostose, ostéosarcome; des tumeurs fibreuses, cartilagineuses, squirrheuses, cancéreuses; des trombus sanguins; œdème des grandes lèvres; des tumeurs de l'ovaire, de la trompe, du rectum, de la vessie, tumeurs développées dans le tissu cellulaire du bassin; des hernies; des anévrysmes, ainsi que des vices congénitaux des parties sexuelles externes de la femme, etc. : sont autant de causes qui réclament l'intervention de l'art pour la terminaison d'un accouchement.

VICES DU BASSIN.

Chaque fois que le bassin s'écarte de ses dimensions normales, à tel point que la parturition devient difficile, ou même impossible, on le dit vicié ou mal conformé.

Je ne regarde pas comme vice bien sérieux, comme cause essentielle de dystocie son excès d'amplitude; j'attache bien plus d'importance à celui qui pèche par excès d'étroitesse : ce qui, en effet, est une cause des plus essentielles des accouchements artificiels.

Pour faire mieux ressortir les vices divers qui proviennent de l'excès d'étroitesse, il est nécessaire que je donne ici les dimensions normales d'un bassin bien conformé, d'après notre maître, le professeur Duges (1);

« Prises à l'extérieur, elles ont :

1° De la région pubienne à la première épine du sacrum (avec le tissu cellulaire et la peau), dix-huit centimètres;
2° De la partie moyenne d'une crête iliaque à l'autre, vingt-sept centimètres;
3° De la partie moyenne d'une crête iliaque au milieu de la tubérosité sciatique correspondante, dix-huit centimètres.

« Ces dimensions servent à déterminer celles de l'excavation pelvienne, et notamment du détroit supérieur. On va voir, 1°, que le diamètre sacro-pubien de ce détroit est indiqué par celui du bassin mesuré à l'extérieur, en défalquant huit centimètres pour l'épaisseur des parois, et particulièrement du sacrum; 2°, que le diamètre transverse du même détroit est généralement de moitié moindre que celui du grand bassin; 3° enfin, que la hauteur de la paroi latérale de l'excavation pelvienne est aussi en général moindre que celle de tout le bassin. »

Dimensions prises à l'intérieur, d'après le même auteur:

1° DÉTROIT SUPÉRIEUR OU ABDOMINAL.

Diamètre sacro-pubien ou antéro-postérieur, onze centimètres;
Diamètre iliaque ou transverse, treize centimètres;
Diamètres ilio-cotyloïdiens ou obliques, chacun douze centimètres.

(1) Duges, *Manuel d'Obstétrique*, pag. 7.

2° EXCAVATION PELVIENNE.

Diamètre horizontal et sacro-pubien (partie moyenne) treize centimètres; deux centimètres de plus qu'au détroit supérieur pour la profondeur de la courbure du sacrum.

Hauteur de la partie { Antérieure ou pubienne, trois centimètres; Latérale ou ischiatique, neuf centimètres et demi; Postérieure ou sacro-coccygienne, douze centimètres, sans suivre la courbure.

3° DÉTROIT INFÉRIEUR OU PÉRINÉAL, environ onze centimètres en tous sens et onze centimètres et quelques millimètres de diamètre coccy-pubien, quand le coccyx est repoussé en arrière.

La diminution des dimensions ci-dessus, poussée plus ou moins loin dans ces trois détroits à la fois, ou dans l'un d'eux et dans leurs divers diamètres, peut occasionner deux types principaux des vices du bassin, d'après M. Velpeau.

1° Vice de conformation avec diminution dans tous les diamètres, et avec perfection des formes (étroitesse absolue).

On rencontre quelquefois des bassins dont tous les diamètres sont au-dessous du type normal, sans qu'on puisse assigner à cet arrêt de développement une cause essentielle; car les femmes qui présentent ces anomalies, sont au reste très bien conformées, et offrent souvent une taille avantageuse.

2° Vice de conformation avec une diminution de certains diamètres (étroitesse relative), dont il existe trois variétés, d'après M. Dubois:

1° Aplatissement d'avant en arrière;

2° La compression d'un côté à l'autre;

3° L'enfoncement des parties antérieures et latérales.

Dans l'aplatissement d'avant en arrière, il existe un rapprochement plus ou moins sensible des parois antérieures et postérieures du bassin.

Il arrive parfois que le détroit supérieur est le seul rétréci; l'excavation offre une capacité normale, ou même élargie considérablement. Ceci s'observe, lorsque l'angle sacro-vertébral, supportant le poids du corps, s'affaisse en fesant une saillie en avant. Le corps du sacrum recule en arrière; ce qui fait agrandir l'excacation. Il peut arriver aussi que la face antérieure du sacrum soit plane, au lieu d'être concave, et que son extrémité coccygienne soit sur la même ligne de l'angle. Dans ce cas il existe un rétrécissement, non seulement du détroit supérieur, mais aussi de l'excavation et du détroit périnéal.

On a observé parfois que la symphyse des pubis, au lieu d'offrir sa convexité en avant, la présentait en arrière et en dedans, formant un angle rentrant; si, dans une disposition pareille, l'angle sacro-vertébral est tant soit peu proéminent, le détroit supérieur est alors partagé en deux cavités en 8 de chiffre, plus ou moins égales quant à leurs dimensions.

La symphyse des pubis étant d'une longueur verticale plus considérable, et ayant surtout une direction oblique d'avant en arrière, raccourcit le diamètre antéro-postérieur du détroit inférieur, qui peut être diminué encore davantage par l'allongement considérable du coccyx et sa position presque horizontale.

La compression des parois latérales, principalement dans le cas de déplacement congénital des fémurs, comme l'a démontré jusqu'à la dernière évidence M. Sédillot, occasionne le rétrécissement du détroit supérieur et l'élargissement de l'inférieur.

On rencontre des bassins qui, à la suite des maladies des os, ou à la suite des fractures du col du fémur d'un côté, dans un âge tendre, ont contribué au rétrécissement du bassin de ce côté, tandis que de l'autre ils ont gardé les dimensions normales.

Il arrive également dans la compression latérale que les tubérosités sciatiques se rapprochent, et que l'arcade pubienne prend la forme de celle de l'homme.

Les épines sciatiques, se déjetant en dedans, contribuent aussi au rétrécissement du détroit périnéal.

L'enfoncement des parois latérales qui rétrécit les diamètres obliques, existe tantôt d'un seul côté, tantôt des deux à fois; il consiste dans l'aplatissement ou dans la saillie interne de l'os coxal, à la jonction de ses trois pièces, dans l'endroit qui correspond à la cavité cotyloïde au travers de laquelle on a vu la tête du fémur, faire saillie dans l'excavation. C'est au rétrécissement des parois latérales d'un côté, et à leur élargissement de l'autre, qu'appartient le bassin oblique-ovalaire de M. le professeur Nœgèle, de Heildenberg.

Jusqu'à nos jours, on attribuait les divers vices du bassin exclusivement au rachitisme et à l'ostéomalacie, maladies, à vrai dire, les plus fréquentes et dont la distinction a une haute portée dans le pronostic et dans le traitement qu'on doit entreprendre. Toutes les deux occasionnent les mêmes vices; il y a cependant cette différence à établir entre elles que, le rachitisme étant une maladie de l'enfance, les vices causés par lui, appréciés au juste, ne laissent aucun espoir pour la terminaison heureuse de l'accouchement, si ce n'est l'opération césarienne ou l'embryotomie. Les vices produits par l'ostéomalacie, qui est une maladie de l'âge avancé, ne s'opposent pas toujours à une parturition naturelle, soit parce que le rétrécissement des diamètres n'est pas poussé au point d'exiger une opération sanglante, soit parce que le ramollissement des os du bassin peut, pour ainsi dire, favoriser sous certain rapport l'accouchement, surtout si la présentation de l'enfant est favorable, et que les contractions soient fortes et prolongées.

D'autres causes des vices du bassin non moins importantes et assez fréquentes furent signalées dans ces derniers temps, par MM. Sédillot, J. Guérin et Bouvier, tels que l'incurvation de la colonne vertébrale, sans qu'il y eût le rachitisme ni l'ostéomalacie; la lésion des membres inférieurs, la luxation congénitale des fémurs, les fractures mal consolidées du col de cet os, etc. Ces causes toutes mécaniques, ainsi que celles dont la nature est inconnue, contribuent à la déformation du bassin.

Des moyens variés ont été proposés pour reconnaître le degré de rétrécissement des bassins vicieux : le pelvimètre ou compas d'épaisseur de Baudelocque, connu de tout le monde; celui de M. le professeur Van Huevel, de Bruxelles, qui paraît avoir des avantages marqués sur le premier, et dont voici la description telle que je la trouve dans l'ouvrage de M. Cazeaux :

« Ce pelvimètre est composé de deux tiges rondes : l'une, interne ou vaginale, aplatie en spatule à ses extrémités, portant vers la partie moyenne de sa face supérieure un crochet mousse, ouvert par derrière ; l'autre, externe, traversée en haut, perpendiculairement à sa direction, par une longue vis qu'on recule en la détournant. Ces tiges sont unies au moyen d'une noix ou boîte articulaire, qui en forme une espèce de compas, dont les jambes s'allongent, se raccourcissent, et tournent dans tous les sens. Un tour de l'écrou sur la vis centrale de la noix les serre l'une contre l'autre, et les fixe solidement dans leur position.

« Pour appliquer cet instrument, on couche la femme sur

le dos, les jambes, ainsi que les cuisses, fléchies et écartées. On commence par s'assurer extérieurement et intérieurement de la saillie du bord supérieur du pubis, en marquant à l'encre sur la peau le point correspondant au milieu de ce bord. On cherche et l'on marque de même l'éminence ilio-pectinée à droite et à gauche, en dehors du passage de l'artère crurale, de manière que l'extrémité antérieure des diamètres sacro-pubiens et diagonaux du détroit abdominal est indiquée à l'extérieur par trois taches faciles à retrouver.

« Cela fait, on introduit dans le vagin un ou deux doigts de la main gauche qu'on place sur l'angle du sacrum; de l'autre main on conduit le sommet courbé de la tige vaginale le long et au-dessous de ces doigts, qui l'appuient contre le promontoire; pendant que la base du pouce engagée dans le crochet, maintient fixement cette tige au dehors.

« La main droite alors l'abandonne pour saisir la vis de la branche externe, dont on pose le bouton sur la tache de l'encre faite au mont de Vénus. Un aide serre l'écrou de la noix articulaire pendant que l'opérateur tient les deux tiges dans leur position respective. On retire avec précaution l'instrument ainsi fixé; puis, avec un mètre on mesure l'espace compris entre les deux sommets, c'est-à-dire l'étendue qui sépare le promontoire de la face antérieure du pénil.

« Cette distance étant connue, on rend aux tiges leur mobilité en desserrant l'écrou de la noix. L'opérateur reporte l'index gauche dans le vagin, derrière la symphyse du pubis; puis il conduit le sommet de la tige vaginale (concavité en avant), qu'il fait glisser sur la face palmaire de ce doigt; il la soutient d'une main, tandis que de l'autre il replace la vis de la branche externe sur la tache du mont du Vénus. On aura soin de ne point appuyer plus fortement que la première fois, il suffit d'effleurer la peau, sans la déprimer. L'aide serre de nouveau l'écrou, et l'opération est terminée.

« Pour retirer l'instrument, qui comprend maintenant l'épaisseur de la région pubiennne, on détourne la grande vis de la tige externe, qu'on remet en place après l'extraction. On mesure aussi cette étendue, qui déduite de la première, donne pour reste celle qui s'étend de l'angle sacro-vertébral à la face postérieure du pubis, ou le diamètre sacro-pubien proprement dit.

« Les diamètres diagonaux s'obtiendront absolument de la même manière. On porte le bout des doigts index et médius dans le vagin, sur l'une ou l'autre articulation sacro-iliaque, ou même sur le promontoire, si l'on ne peut arriver aux premières. Le sommet de la tige vaginale y est appliqué à son tour; puis on pose le bouton de la grande vis sur la tache faite à l'éminence ilio-pectinée, droite ou gauche. Les tiges ayant été fixées dans leur position, sont retirées doucement des parties de la femme. On prend avec la règle graduée la distance de leurs sommets.

« Dans une seconde opération, on mesure l'épaisseur de la paroi cotyloïdienne, en conduisant, au moyen des doigts, la courbure de l'extrémité droite de la tige vaginale, derrière la cavité, jusqu'au rebord du bassin, et en posant de nouveau le bouton de la branche externe sur la tache d'encre de l'éminence ilio-pectinée. Les tiges sont ensuite rendues fixes, et extraites en détournant la grande vis.

« Déduisant cette seconde épaisseur de la première, on aura pour reste l'étendue du diamètre diagonal, ou celle de l'espace sacro-cotyloïdienne, selon que la branche vaginale, au début, aura été placée sur la symphyse sacro-iliaque ou sur l'angle du sacrum.

« Quant à la mensuration externe, on peut faire de la partie postérieure des deux tiges, et en serrant convenablement la noix, une espèce de compas ordinaire pour le détroit inférieur. Porté sur les tubérosités sciatiques ou sous l'arcade du pubis et à la pointe du coccyx, il sert à prendre le diamètre transversal et le diamètre antéro-postérieur de ce détroit.

« Enfin, en vissant une *ajoute* sur le sommet de la tige vaginale, on forme un compas d'épaisseur dans le genre du mécomètre de Chaussier. Cette *ajoute*, aplatie et terminée en spatule, est recourbée. On la place par sa concavité sur la face antérieure du pubis; la branche qui la supporte se dirige en arrière, entre les cuisses de la femme; et le bouton de la grande vis, traversant l'autre branche, est posé sur l'apophyse épineuse de la dernière vertèbre des lombes.

« L'opérateur tient des deux mains les extrémités de l'instrument, pendant qu'un aide serre l'écrou de la noix articulaire. On dégage, en détournant au besoin la grande vis, qu'on remet en place avant de mesurer avec le pied français l'ouverture des sommets (1). »

Mais on n'a pas toujours à sa disposition tout cet attirail d'instruments, tandis qu'il s'agit de prendre un parti décisif pour terminer l'accouchement, dont la prolongation serait dangereuse, non seulement pour l'enfant, mais encore pour la mère. Dans ces cas on doit avoir recours à la mensuration avec le doigt indicateur introduit dans l'excavation. Cette méthode est aujourd'hui généralement suivie dans la pratique ; je vais en dire quelques mots :

On plonge l'index dans le vagin, dont la pulpe doit s'appuyer sur l'angle sacro-vertébral, le bord radial du doigt appliqué immédiatement sous les pubis ; on marque alors la longueur, que l'on reporte ensuite sur une échelle graduée. Il faut défalquer un centimètre pour l'épaisseur des pubis, et l'on aura le diamètre antéro-postérieur du détroit supérieur.

Le diamètre antéro-postérieur du détroit périnéal se mesure de la même manière. Ainsi, l'extrémité de l'index s'applique sur l'extrémité du coccyx ; on relève le poignet jusqu'à ce que le bord radial touche le dessous de la symphyse des pubis ; on marque ce point avec l'autre index, et il n'y a qu'à reporter sur l'échelle pour savoir son étendue.

Les diamètres obliques, surtout celui du détroit supérieur, sont difficiles à connaître par ce moyen ; il n'en est pas de même pour ceux de l'inférieur pour lesquels on prend les tubérosités sciatiques pour le point de départ et de la terminaison.

Sous le point de vue thérapeutique, M. le professeur P. Dubois a divisé en trois catégories tous les vices de conformation du bassin (2).

Dans la première il comprend les bassins dans lesquels le passage présente neuf centimètres et demi. Dans ces cas, le savant professeur soutient, d'après sa pratique ainsi que celles de Mériman, Baudelocque et de son collègue M. Moreau, que la parturition peut avoir lieu spontanément. Toutefois il est prudent de soumettre la femme à un régime débilitant

---

(1) Cazaux, ouvr. cité, p. 506 à 509.
(5) Chailly, ouvr. cité, p. 183.

propre à diminuer le volume du produit, tel que les saignées fréquemment répétées, un régime maigre et végétal, les bains prolongés tièdes, etc.

A la deuxième catégorie appartiennent les cas dans lesquels le bassin a au moins six centimètres et demi et de neuf centimètres et demi à huit centimètres. Dans cet état de choses, quoiqu'à la rigueur l'accouchement puisse avoir lieu, surtout si les contractions utérines sont assez fortes, et que la réduction du volume de la tête soit assez considérable, M. P. Dubois fait observer que le plus petit diamètre de la tête non réduite étant de neuf centimètres, la vie du fœtus est souvent compromise; tandis qu'au dessous de huit centimètres l'intervention de l'art est nécessaire. Il conseille par conséquent l'accouchement prématuré, qui doit s'effectuer à sept mois passés, à cause de la viabilité du fœtus.

« A sept mois et une semaine, dit M. Chailly, le diamètre bis-pariétal a, terme moyen, de six centimètres et demi à sept centimètres et demi. Il faudra donc, continue cet auteur, que le diamètre du bassin soit au moins de sept centimètres et demi; c'est la dernière limite au dessous de laquelle il n'est plus permis de songer à l'accouchement prématuré. »

Troisième catégorie du rétrécissement, lorsque le bassin à moins de six centimètres et demi. Dans ce cas, l'accouchement spontané étant physiquement impossible lorsque le fœtus parvient à terme, et la parturition provoquée ne pouvant avoir lieu avant cette époque, il ne reste à l'accoucheur qu'à chercher à diminuer le volume de l'enfant ou à agrandir la voie qu'il ne peut pas traverser, ou bien à lui frayer une nouvelle route.

XIme OBSERVATION.

Proéminence de l'angle sacro-vertébral, principalement à gauche ; présentation transverse du vertex, l'occiput regardant directement à gauche du bassin, et le front du côté droit de la mère ; travail laborieux ; hémorrhagie utérine ; version.

Le 23 octobre 1844, on me pria de voir, pour assister à ses couches, la femme O..., âgée de quarante ans, d'une petite stature, d'une assez forte constitution, d'un tempérament sanguino-lymphatique, habitant le port du Canal, à Rive-de-Gier. C'était pour la cinquième fois qu'elle était enceinte, et elle n'a fait qu'un seul enfant vivant, à sept mois et demi de terme; tous les autres sont venus morts au monde, bien qu'elle ait toujours été accouchée par les hommes de l'art; et c'est pour cette raison qu'elle a eu recours à moi, sans cependant me prévenir de ses précédentes couches qui avaient toujours été mauvaises.

Lorsque je la vis, dans la matinée, les contractions utérines étaient déjà bien fortes; la dilatation du col, dont les parois ramollies ne semblaient mettre le moindre obstacle, fut de cinq centimètres. Je pus sentir au dessus du détroit supérieur, à travers les membranes, le vertex qui venait en position transverse, l'occiput regardant le côté gauche, et le front le côté droit du bassin de la mère. Ce fut en tâchant d'établir le diagnostic, que je m'aperçus d'une saillie très forte au milieu du bassin, et plus du côté gauche; je la reconnus pour être produite par l'angle sacro-vertébral, qui divisait le détroit supérieur du bassin en deux compartiments inégaux, dont le gauche avait moins de capacité que le droit.

J'essayai d'apprécier le degré de rétrécissement, au moyen de mon doigt indicateur; ce qui me fut impossible, n'ayant que mes doigts pour tout instrument de mensuration. Je pensai cependant que l'accouchement pourait se faire, si ce n'est sans l'intervention de l'art, du moins en m'exemptant de pratiquer la symphysiotomie, pour laquelle je penchais; car le volume de la tête de l'enfant ne me paraissait être qu'ordinaire. Je laissai agir la nature, en recommandant un exercice modéré et la patience.

Dans l'après-midi, la dilatation du col s'opéra avec beaucoup de facilité; mais la tête resta presqu'à la même place comme si elle était fixée.

L'auscultation donna les signes incontestables de vie du fœtus. J'examinai de nouveau pour trouver quelques autres obstacles à la parturition; mais cette fois-ci, comme auparavant, la même cause me semblait apporter du retard dans le travail.

Je prescrivis des bains de siége, et fis prendre quelques tasses de bouillon, d'infusion de tilleul et de feuilles d'oranger; j'engageai la femme à prendre patience. Je proposai également une saignée du bras ou du pied, mais on s'y refusa.

Le soir, sur les huit heures, malgré les contractions très énergiques, une dilatation et un ramollissement du col plus que suffisant, il n'y avait cependant point d'avancement. Croyant l'amener en perçant l'œuf, je fis couler les eaux sans plus de succès. Les contractions, d'abord intenses, diminuèrent; une hémorrhagie utérine assez abondante se déclara en même temps, ce qui me força à prendre un parti décisif; et de crainte de ne pouvoir pas réussir en appliquant le forceps, à cause du rétrécissement plus prononcé du côté gauche (or les moments sont précieux dans de pareilles circonstances), je fis la version; et ce ne fut qu'avec une peine extrême que je pus réussir au bout d'un bon quart d'heure, en amenant au monde un enfant mort, du sexe masculin.

La difficulté la plus grande que j'aie éprouvée fut dans l'extraction de la tête, dont les sutures pariétales étaient presque les unes sur les autres; les parois latérales étaient contuses et échymosées. L'hémorrhagie diminua peu à peu; je procédai à la délivrance avec toutes les précautions possibles; après quoi je fis ceindre le ventre de la mère avec une serviette, recommandai une position horizontale sur le dos, repos et silence absolus; je fis croiser les jambes l'une sur l'autre, comme je fais faire d'habitude; diète; limonade minérale, par petites tasses, pour boisson.

Cinq jours suffirent pour le rétablissement de cette femme, qui depuis jouit d'une excellente santé.

TUMEURS DIVERSES.

Le bassin sans être vicié peut contenir dans son excavation différentes tumeurs, soit osseuses, comme : 1° l'exostose, que l'on distingue des autres tumeurs par sa dureté et son adhérence originaire aux parois osseuses, par sa rudesse et sa fixité, située le plus souvent à la partie postérieure de l'excavation et à la face antérieure du sacrum; 2° l'ostéosarcome, qui se différencie de la précédente par les inégalités qu'il présente, la dépressibilité, la mollesse semi-cartilagineuse, et par la sensation de crépitation qu'il offre dans quelques points de sa surface.

Les tumeurs osseuses sont produites par la consolidation vicieuse des fractures des os du bassin, par la saillie que fait la tête du fémur dans la coxalgie, lorsque, la cavité cotyloïdienne étant détruite, la tête du fémur est entrée dans l'excavation.

Les tumeurs produites par la dégénérescence du tissu cellulaire ou fibreux, des polypes, des kystes volumineux; des abcès, des tumeurs sanguines ou thrombus qui méritèrent des recherches minutieuses de la part de M. Deneux.

La dégénérescence squirrheuse de l'ovaire, de la trompe de Fallope; le cancer du col de l'utérus et de son corps; les hernies épiploïques, intestinales, de la vessie: toutes ces causes peuvent contribuer plus ou moins à la dystocie, suivant la nature, l'étendue, le siége, l'adhérence ou la mobilité de la tumeur, et, dans ce dernier cas, le moment opportun dans lequel on s'aperçoit de son existence pour prendre tel ou tel autre parti. Si la tumeur, par exemple, est d'un petit volume siégeant au-dessus du détroit supérieur, l'accouchement peut se faire sans l'intervention de l'art; si c'est une tumeur fibreuse, un polype qui est mobile dans l'excavation et inséré au corps de l'utérus, on le repousse en haut, pendant les contractions utérines, pour favoriser l'engagement de l'extrémité de l'enfant qui se présente; lorsque c'est la plénitude de la vessie et sa procidence dans l'excavation qui occasionnent la tumeur, on évacue l'urine; dans le cas qu'elle contienne un corps étranger, comme une pierre volumineuse, on tâche de la repousser en haut, et de la soutenir jusqu'à la descente de l'extrémité de l'enfant dans le détroit périnéal; et si l'on ne réussissait pas de la sorte à éloigner la cause de dystocie, on devrait pratiquer alors la taille vésico-vaginale, extirpation des polypes, ou autres tumeurs qui mettent un obstacle insurmontable à la parturition. On doit soutenir les hernies durant tout le travail, si elles sont trop anciennes et irréductibles; différemment, on tente toujours le taxis.

Les tumeurs développées dans le tissu cellulaire du bassin d'un volume considérable, doivent être extirpées, à l'exemple de J. Burns; toutefois, j'aimerais mieux le faire en incisant les parois vaginales en dedans, qu'aller à leur recherche en fendant le périnée, comme l'a fait ce dernier auteur.

Les tumeurs osseuses d'un gros volume exigent le plus souvent des opérations sanglantes, comme la symphyséotomie, l'embryotomie et l'opération césarienne.

Toutes ces tumeurs, que je viens d'analyser très succinctement, si elles sont de petit volume, ou situées au fond de l'excavation ou dans l'étendue des grands diamètres, ne doivent être touchées, qu'autant qu'elles empêchent absolument le travail puerpéral de se faire.

VICES DES ORGANES DE GÉNÉRATION DE LA FEMME.

Est-il nécessaire de dire ici que les vices des parties génitales externes qui s'opposent à la parturition, doivent être détruits au moyen du bistouri ou des ciseaux, suivant leur nature, le siége et l'étendue, pour ramener le conduit utéro-vulvaire à son état normal. La même conduite doit être tenue, lorsqu'il s'agit des adhérences entre le col et les parois supérieures du vagin, dans l'obstruction du col par les brides nombreuses, comme j'en ai relaté un exemple dans l'observation IVe, qui aurait autant de droit de figurer ici que dans le cadre où je l'ai renfermé; car il est certain que les brides, nombreuses et très fortes, contribuèrent à la lenteur du travail, ainsi qu'à occasionner la syncope, qui me força à recourir à l'accouchement artificiel.

On ne doit ici attacher d'importance aux vices des organes génitaux, internes et externes, qu'autant que ces vices empêchent la parturition naturelle. Il ne faut pas s'effrayer, comme une sage-femme des environs de Rive-de-Gier, qui, le 30 août 1842, me demanda à la hâte pour accoucher une personne, auprès de laquelle elle se trouvait, à cause d'une longueur démesurée des nymphes, qui constituaient un véritable tablier de Hottentote. Cela d'abord me surprit beaucoup; mais j'en fus bientôt revenu, lorsqu'en examinant de plus près, je m'aperçus d'où venait la panique de la sage-femme, qui prétendait que la matrice sortait dehors avec les intestins. La tête de l'enfant était déja engagée dans le détroit inférieur; le travail se termina naturellement au bout de dix minutes après mon arrivée. La mère, qui est une de ces bonnes femmes de campagne, ne sachant pas comment sont faites les autres personnes de son sexe, n'a rien compris à la frayeur de l'accoucheuse, et elle s'est remise sans aucune médication ni opération pour cet effet, comme on le pense bien.

RHUMATISME DE L'UTÉRUS ET DIVERSES AUTRES MALADIES DE LA FEMME.

Avant que de quitter le sujet qui a la moindre connexion aux parties de la génération de la femme, il faut que je dise quelques mots de l'influence du rhumatisme de l'utérus sur la marche du travail puerpéral; influence signalée par M. le professeur Stoltz, de Strasbourg, d'après les travaux des accoucheurs d'Allemagne, ainsi que les siens propres, que je trouve consignés dans l'ouvrage de M. Cazeaux, à la page 692.

Soit par métastase, soit par simple coïncidence, l'organe gestateur peut être atteint d'une affection rhumatismale, qui se fait remarquer pendant le travail, par la violence de la douleur durant la contraction, et dès les premiers moments, avant même la dilatation suffisante du col, comme cela arrive d'habitude.

Les contractions ne débutent pas par le fond, pour aboutir au col, mais par le point douloureux; elles sont inégales, et ne se propagent pas régulièrement vers le col.

Les douleurs rhumatismales existent souvent avant le travail puerpéral, et elles acquièrent une violence extrême pendant les contractions utérines, jusqu'à causer leur brusque suspension. Les souffrances sont tellement fortes, que la femme se retient, au lieu d'aider les contractions; c'est ce qui fait que le travail se prolonge; la femme s'épuise, et l'on est obligé de l'accoucher artificiellement. C'est au rhumatisme utérin qu'on attribue les douleurs violentes que les femmes ressentent quinze ou vingt jours, et même davantage avant le terme; on dirait qu'elles vont accoucher, lorsque souvent cela n'arrive que bien plus tard. J'ai vu même dans ces cas, une dilatation du col comme une pièce de trois francs, avec des douleurs fort intenses, et je n'ai accouché que quinze jours plus tard; car au bout de deux heures, tous ces phénomènes avaient disparu, et la femme se porta fort bien, sans rien ressentir jusqu'au terme réel.

Il serait superflu d'entrer dans de longs détails sur divers états morbides graves dont la femme peut être atteinte pendant sa grossesse et le travail, et qui exigent souvent l'intervention de l'art, tels que : l'hydrothorax, l'hydropisie ascite ou générale, occasionnant des suffocations bien grandes au moindre effort des contractions chez les personnes atteintes de phthisie tuberculeuse, qui s'éteignent petit à petit pendant le travail, comme j'ai eu le triste avantage de l'observer, surtout le cas bien plus terrible, où j'ai vu, en décembre 1843, mourir une femme entre mes bras, d'un anévrysme du cœur, au moment de la délivrance, malgré mes recommandations de se forcer le moins possible durant les contractions utérines. Ils ne sont malheureusement que trop fréquents, les cas semblables où l'on a à déplorer en même temps la mort instantanée de la mère, sans que la vie de l'enfant puisse être conservée, malgré les secours de l'art les mieux entendus et les plus rationnellement administrés.

C.

Après l'examen des causes qui tiennent à la femme, je passe à celles qui dépendent de son produit de conception. Je suivrai dans leur exposition les divisions établies au commencement de ce travail, c'est-à-dire je passerai en revue les causes imprévues, accidentelles qui constituent le *premier genre* du DEUXIÈME ORDRE en premier lieu ; les causes essentielles ou préexistantes formeront le *deuxième genre* du SECOND ORDRE et le *dernier* des causes des accouchements artificiels.

DEUXIÈME ORDRE. — PREMIER GENRE.

La PROCIDENCE DU CORDON OMBILICAL DU FOETUS au moment du travail puerpéral fera le *premier article* du premier genre du deuxième ordre.

Le prolapsus du cordon ombilical au moment du travail puerpéral est occasionné par la grande quantité de liquide amniotique, par la longueur considérable de la tige omophalo-placentaire, par le petit volume du fœtus, par la sortie brusque des eaux au moment où la poche s'est rompue, par l'absence des contractions dans le segment inférieur de l'utérus, ou par le défaut d'application exacte de ce dernier sur la partie fœtale qui s'engage; par les présentations vicieuses du fœtus, celles du tronc principalement, parce qu'elles laissent des espaces vides entre elles et les parois du canal pelvien; par l'implantation du placenta sur l'orifice du col utérin ou dans son voisinage.

Les signes de la chute du cordon sont difficiles, lorsque les membranes sont entières; et l'on peut être induit facilement en erreur, quoiqu'on puisse sentir parfois à travers les parois des membranes un corps fongueux, mollasse, en forme de corde. Il n'en est pas de même, lorsque les membranes sont cassées et que le cordon fait saillie au dehors; dans ce cas, avant que d'entreprendre la moindre chose, on doit s'assurer des battements dans l'intervalle des contractions qui peuvent être interrompues par la compression durant leur existence.

Cet accident est beaucoup plus fâcheux pour le fœtus que pour la mère, qui ne souffrirait nullement, si ce n'est lorsqu'on a recours aux manœuvres, qui souvent attirent des conséquences graves à leur suite. Le fœtus meurt dans ce cas d'apoplexie, suivant les uns; d'anhémie, d'après Chambon; par syncope, selon Baudelocque, Capuron et Deneux; par asphyxie ou par défaut d'oxygénation du sang, selon Müller. M. le professeur Velpeau ajoute une quatrième cause, à laquelle il attribue la mort du fœtus : c'est l'interruption de la circulation par la compression, cause la plus probable de toutes.

On a vu le cordon ombilical n'avoir que cinq centimètres de longueur, d'autres fois plus d'un mètre et demi. Dans un comme dans l'autre cas, le fœtus est en danger.

Tous les auteurs sont d'accord sur la gravité de la procidence du cordon ombilical; aussi tous recommandent-ils de remédier le plus tôt possible à cet accident. Mauriceau enveloppait le cordon d'un linge trempé dans du vin chaud, et il le remettait dans le vagin. Guillemot et M. Exton, parmi les modernes, disent avoir retiré d'heureux résultats de cette méthode. Dénemann, Mackensie, Osiander conseillent de reporter le cordon au dessus de la tête ou de toute autre partie qui se présente la première, et de l'y fixer ou du moins de le soutenir pendant les contractions jusqu'à l'engagement de l'extrémité céphalique au pelvien du fœtus dans l'excavation. En effet, lorsque le col utérin, mou et suffisamment dilaté, permet l'introduction de la main, qui est un des meilleurs instruments, on doit tâcher, dans l'intervalle des contractions, que les membranes soient entières, et une raison de plus lorsqu'elles sont cassées, de le reporter au dessus du détroit supérieur. C'est toujours sur les côtés et vis-à-vis des symphyses sacro-iliaques qu'on opérera avec le plus de facilité, en se servant de la main droite, si le cordon est à gauche, et *vice versa;* on le fixera même à un membre, d'après le conseil de quelques accoucheurs, pour éviter sa chute nouvelle. Dans le cas que la dilatation du col ne permît pas l'introduction de la main, on serait obligé d'avoir recours à divers instruments inventés pour cet objet. C'est dans ce but que Ducamp, MM. Dudaux et Michaelis ont proposé une espèce de sonde semblable au porte-nœud de Desseaux, au moyen de laquelle on peut le reporter dans l'endroit convenable.

On se sert de cet instrument de la manière suivante, d'après M. Lucas Championnière :

On a une sonde de gomme élastique n° 9, armée de son mandrin et d'un morceau de ruban étroit, dont une des extrémités est passée dans l'œil le plus rapproché de l'extrémité de la sonde, et fixée à l'extrémité du mandrin. On attache à ce ruban le cordon ombilical sans le comprimer. Si l'anse est courte on l'attache par son milieu; si elle est trop longue, on la plie en double. La sonde, guidée par deux doigts, est introduite jusque dans le col de l'utérus et poussée aussi haut que possible dans l'organe même. Une fois que la réduction est bien complète, que la tête s'est engagée dans le détroit supérieur, on retire d'abord le mandrin; de cette manière le cordon et l'anse du ruban se trouvant abandonnés dans l'utérus, après quoi on retire la sonde.

L'auscultation et l'issue des eaux teintes de méconium peuvent seules faire reconnaître dans ces cas si la réduction est complète ou incomplète, s'il y a ou non la compression du cordon, s'il faut par conséquent rester inactif ou agir.

Ce mode opératoire n'est pas à dédaigner, et l'on doit y avoir recours toujours avant que d'entreprendre la version ou d'appliquer le forceps. On doit pratiquer la première de ces opérations si la tête se trouve au dessus du détroit supérieur et que le col soit dilaté ou dilatable; la seconde, lorsque l'extrémité céphalique est déjà trop engagée; l'extraction tout uniment, si c'est l'extrémité pelvienne qui se présente, et qu'on extrait au moyen du crochet, si c'est le siége qui vient; dans le cas surtout que quelques vices du bassin ou une mauvaise présentation du fœtus réclame l'intervention de l'art, alors il vaut mieux terminer l'accouchement artificiellement que d'attendre une issue incertaine qui pourrait causer la mort du fœtus.

On ne doit cependant pas recourir à ces manœuvres, si l'on n'a acquis une certitude sur la mort du fœtus: on laisse alors l'accouchement se faire par les seuls efforts de la nature. Toute tentative serait blâmable, si la mère ne court aucun danger.

On ne doit rien entreprendre non plus, lorsque la tête est petite, le bassin large, le cordon placé au devant d'une des symphyses sacro-iliaques, les contractions bien fortes; on se contente alors de faire rentrer le cordon au dessus du détroit supérieur, et de le soutenir pendant les contractions jusqu'à l'engagement du vertex dans l'excavation: le travail se termine seul sans l'intervention de l'accoucheur.

J'aurais pu citer quelques cas de la chute du cordon que j'ai rencontrés dans ma pratique; mais comme je n'ai pas eu besoin de terminer l'accouchement artificiellement, ces observations ne feraient que grossir le volume de ce travail, sans lui donner plus d'importance pour cela. Je passe par conséquent à un autre cause de dystocie, qui est la briéveté du cordon.

BRIÉVETÉ DU CORDON.

J'ai déjà dit plus haut les dimensions extrêmes qu'offre le cordon ombilical dans certaines circonstances; d'où l'on voit qu'il existe deux sortes de briévetés du cordon: l'une naturelle, et l'autre artificielle, provenant de l'entortillement de la tige omophalo-placentaire autour du cou ou de toute autre partie du corps du fœtus.

Il est certain que la briéveté du cordon, soit naturelle, soit artificielle, influe sur la marche du travail puerpéral, en le rendant laborieux par la neutralisation des efforts des contractions utérines, principalement au commencement de la période d'expulsion proprement dite. Ceci est surtout appréciable, lorsque le placenta s'insère au fond de la matrice, ou du moins assez loin de son col.

Les symptômes qui dénotent cet incident, sont les suivants:

A chaque contraction, l'utérus s'abaisse vers son col, et dès que la douleur cesse, il reprend sa position primitive; la main placée sur le corps de la matrice, et le doigt indicateur introduit dans le vagin, appuyé contre la tête du fœtus, le font sentir jusqu'à la dernière évidence. On observe l'inverse de cela dans les cas ordinaires. Lorsque les membranes sont entières, on voit la tête s'élever dans le bassin pendant la contraction, et retomber à sa première place de suite après. Il est vrai de dire cependant que, lorsque la tête est parvenue dans le détroit inférieur, et si le périnée offre de la résistance, les contractions étant faibles, la tête proémine également, et rétrograde après la cessation des douleurs; mais ceci ne s'observe absolument que dans les derniers moments, tandis que dans la briéveté du cordon ce phénomène est visible bien avant même que le vertex s'engage dans l'excavation. Dans le cas où la rétrocession est due à la résistance du périnée, plus les contractions sont énergiques et plus rapprochées, moins elle est évidente, d'après Delamotte et M. Guillemot. On voit le contraire de cela dans la brièveté du cordon, quelle que soit la violence des contractions ; elle persiste et est d'autant plus marquée que celles-ci deviennent plus énergiques.

La brièveté du cordon, nonobstant le retard qu'elle apporte à la parturition, peut occasionner le décollement partiel du placenta, la rupture du cordon lui-même, lorsqu'il est court naturellement, et de là donner lieu à une hémorrhagie, au renversement de l'utérus. Tout cela exige une prompte intervention de l'art.

Voici les indications principales qu'on doit remplir dans la brièveté du cordon ombilical, d'après M. Cazeaux. Si l'on s'aperçoit de cet incident avant que la poche amniotique soit rompue, il faut casser cette dernière, pour que les parois utérines, appliquées sur le fœtus, puissent; en favorisant les contractions, engager la tête dans l'excavation.

Si le vertex est au détroit périnéal, il faut appliquer le forceps. Dans le cas où il n'y aurait plus à vaincre que les parties molles, on doit soutenir le périnée en le repoussant en haut, comme pour aider le mouvement d'extension ou de dégagement de la tête, tout en comprimant en même temps le fond de l'utérus pour empêcher sa rétrocession.

Lorsque la tête est sortie dehors, on dégage les tours du cordon qui entortillent le cou, on tire à soi l'extrémité placentaire du cordon, afin de pouvoir le détordre plus facilement : on le coupe, si son dégagement est impossible, et que l'expulsion de l'enfant tarde à venir, et l'on termine l'accouchement.

Il est nécessaire dans des cas pareils de faire saigner pendant quelques instants le cordon de l'enfant, pour le faire revenir à la vie, ou seulement pour désemplir les vaisseaux sanguins gorgés de leur contenu.

XIIme OBSERVATION.

Brièveté du cordon artificiel ; application du forceps ; déchirement du périnée.

Le matin du 9 août 1844, j'allai à Tartaras (Loire), pour accoucher la femme V... âgée de vingt-quatre ans, d'une assez forte constitution, d'un tempérament nerveux, taille élevée, cheveux bruns, enceinte pour la première fois. Les contractions utérines peu intenses existaient depuis quelques heures; le col de la matrice bien élevé, présentait les bords mous, sans dilatation de son ouverture, qui se trouvait en arrière.

J'ai conseillé de rester au lit par rapport à l'obliquité antérieure du col, et je suis retourné en ville... Revenu à cinq heures du soir, j'ai remarqué une dilatation du col de plus de sept centimètres; l'extrémité céphalique qui venait en position occipito-cotyloïdienne droite, s'engageait dans le détroit supérieur; les contractions utérines étaient bien fortes et fréquentes; il y avait un écoulement sanguin par la vulve; l'auscultation me fit entendre les bruits placentaires et ceux du cœur du fœtus; il donnait d'ailleurs des signes indubitables de vie en remuant souvent.

Malgré le courage et les efforts inouis de la part de cette femme, malgré une position favorable à la parturition, la tête du fœtus semblait bien avancer pendant les contractions, reprenait sa place au dessus du détroit supérieur de suite après leur cessation. Cet obstacle ne m'a paru provenir d'autre part que de la brièveté du cordon. Dans l'intention de favoriser l'engagement dans l'excavation, j'ai cassé les membranes et j'ai attendu jusqu'à sept heures, pour n'obtenir que fort peu d'avancement. Les forces de la femme épuisées par la longueur du travail et la violence de l'extraction, commencèrent à faillir; une perte sanguine assez forte se déclara. Vu cet état de choses, j'appliquai le forceps, et au bout de quelques minutes, avec beaucoup de peine j'amenai au monde un enfant en vie, dont trois tours du cordon ceignaient le cou. Je m'empressai de le lui dérouler; en prenant avec une de mes mains sous son maxillaire inférieur et avec les doigts de l'autre appuyée sur l'occiput, je fesais les tractions comme j'ai l'habitude de faire dans les accouchements artificiels, en les dirigeant suivant l'axe du détroit inférieur, pour faciliter l'engagement des épaules. Lorsqu'elles ont été sorties, j'ai placé mes doigts dans le creu des aisselles; et j'ai fait une extraction complète. En procédant à la délivrance, je me suis aperçu de la déchirure du périnée jusqu'a moitié de son étendue ; cet accident était sans doute arrivé au moment des tractions assez fortes que j'avais été obligé de faire avec le forceps.

L'enfant était tout violet en venant au monde ; j'ai laissé saigner un moment le cordon, et il a repris son teint normal ; il est devenu par la suite fort beau. La femme resta près d'un mois au lit. On lui pansait le périnée avec du cérat simple sur de la charpie ; on lui fesait des lotions d'eau végéto-minérale sur la plaie, et elle s'est parfaitement bien remise au bout de deux mois.

La briéveté du cordon artificiel se rencontre très fréquemment dans la pratique ; mais le plus souvent, tout en le rendant laborieux, elle n'empêche pas l'accouchement de se terminer par les seuls efforts de la nature. Je possède une observation où j'ai vu trois tours du cordon envelopper le cou de l'enfant, passer au devant de la poitrine en descendant sous l'aisselle gauche, contourner le thorax pour aller entre les cuisses et faire trois tours sur la cuisse et la jambe droites ; l'accouchement n'en fut pas moins naturel : l'enfant, venu au monde mort, revint à la vie après la section du cordon ; il se porte bien depuis trois ans qu'il existe.

POSITIONS VICIEUSES DU FŒTUS.

Avant que de parler des positions vicieuses du fœtus, il est de toute nécessité de jeter un coup d'œil sur ses présentations normales, dont l'intelligence servira puissamment à l'appréciation de diverses déviations.

Hippocrate n'admettait que trois présentations, savoir : celle de la tête, celle du pelvis, et une transversale du tronc ; il regardait comme très fâcheuse la présentation du pelvis ; ce qui de nos jours, non seulement n'est pas reconnu comme un accident fâcheux, mais est au contraire bien farable à la parturition naturelle.

La présentation transversale, d'après les auteurs modernes, est excessivement rare ; et lorsqu'elle se rencontre, elle se change, par les seuls efforts de la nature, en une de celles des extrémités. Dans le cas contraire on est obligé d'intervenir et de pratiquer la version céphalique ou pelvienne, selon la proximité plus grande de l'une des extrémités du détroit supérieur et selon l'opportunité de cas.

Voici la classification de mon savant maître, M. le professeur Delmas père, de Montpellier, que j'ai trouvée consignée dans mes notes prises en suivant son cours d'accouchements de 1834 à 35, et que je reproduis ici fidèlement :

TABLEAU D'ACCOUCHEMENTS.

Deux classes. { Accouchements naturels.
Accouchements artificiels.

Ire CLASSE. — *Accouchements naturels heureux.* — **EUTOCIE.**

SECTIONS.	ORDRES.	GENRES.	ESPÈCES.
Présentations	1er de l'extrémité céphalique de l'ovoïde.	1er vertex.	occipito-cotyloïdienne gauche.
			— — — droite.
			— pubienne.
			fronto-cotyloïdienne gauche.
			— — — droite.
			— pubienne.
		2e face.	vertico-iliaque gauche.
			— — droite.
	2e de l'extrémité pelvienne de l'ovoïde.	3e pieds.	calcanéo-cotyloïdienne gauche.
			— — — droit.
			artillo — — gauche.
			— — — droite.
		4e genoux.	Tibio-cotyloïdienne gauche.
			— — — droite.
			femoro — — gauche.
			— — — droite.
		5e siége.	sacro-cotyloïdienne gauche.
			— — — droite.
			pubio — — gauche.
			— — — droite.

2e CLASSE. — *Accouchements artificiels.* — DYSTOCIE.

	ORDRES.	GENRES.	ESPÈCES.				ACCIDENTS.
La main suffit.	Accidentellement contre nature.	1er par la tête.	l'occipital, le frontal, la face à gauche. — — — à droite. — — — au pubis. — — — au sacrum.				Hémorrhagie, insertion du placenta au col, convulsions, épuisement, syncope, hydropisie, resserrement du col, issue du cordon, brièveté, grossesse multiple.
		2e par les membres abdominaux.	Voir le 2e ORDRE DE LA 1re CLASSE.				
	Essentiellement contre nature, un des points de la circonférence de l'ovoïde fœtale.	3e côté droit.	céphalo-iliaque gauche. — — droite.	diagonales. diagonales.	face en arrière. — en avant.	inclinées. —	oreille, cou, épaule, hanche.
		4e côté gauche.	céphalo-iliaque gauche. — — droite.	diagonales. diagonales.	face en avant. — en arrière.	inclinées. —	
		5e face postérieure.	occipito-iliaque gauche. — — droite.	diagonales. diagonales.	inclinées. —		nuque, dos, lombes.
		6e face antérieure.	vulto iliaque gauche. — — droite.	diagonales. diagonales.	inclinées. —		poitrine, abdomen, parties génitales.

SUITE DE LA 2e CLASSE.

	ORDRES.	GENRES.	ESPÈCES.
Instruments nécessaires.	Accidentellement contre nature.	7e Sommet de la tête, occiput, dans le petit bassin.	l'occiput, le front à gauche. — — — à droite. — — — au pubis. — — — au sacrum.
		8e La tête au-dessus du détroit abdominal.	occipito-iliaque gauche. — — droite. — — pubienne. — — sacrée.
		9e Le corps étant sorti, la tête restée au-dessus.	occipito-iliaque gauche. — — droite. — — pubienne. — — sacrée.
	Essentiellement contre-nature.	10e L'instrument divisant les parties de la mère.	Symphyséotomie. Gastrotomie. Hystérotomie. Gastro-tubotomie. Gastro-hystérotomie.
		11e L'instrument divisant les parties de l'enfant.	Embryotomie. Céphalotomie. Amputation des parties monstrueuses.

En copiant ce tableau, il est possible qu'il se soit glissé quelques fautes ; on doit les attribuer à mon inattention ainsi qu'à mon noviciat alors dans cet art. Je le laisse cependant aujourd'hui tel que, de crainte qu'en y mettant du mien, je ne défigure les idées de mon maître.

D'après le tableau que je viens d'esquisser on doit bien voir les présentations qui favorisent ou entravent plus ou moins la parturition. C'est ainsi que les présentations du vertex sont plus avantageuses que celles du pelvis, et surtout que celles de la face. Celles dans lesquelles l'occiput regarde en avant vers les pubis de la mère, et le front vers le sacrum, sont plus favorisées que les présentations inverses, que les positions latérales, que celles de la nuque, du cou, du tronc ou de l'épaule, qui obligent à avoir recours aux petites manœuvres avec les doigts, le levier ou une cuillère du forceps, au moyen de laquelle on réduit la partie qui s'offre à une présentation normale, ainsi que dans le cas où la tête, au lieu de présenter ses plus grands diamètres à ceux du bassin, dévie de cette route normale, et que ce soient l'oreille, l'occiput, les côtés de la tête qu'on reconnaît par le toucher, surtout après la rupture des membranes; ce qui souvent fait languir le travail, comme dans le cas où, sans inclinaison, le mouvement de rotation, qui, dans les positions transversales, doit ramener l'occiput sous la symphyse, se fait attendre très long-temps. On doit réduire ces inclinaisons aux positions normales. Ces cas s'observent fréquemment dans la pratique; mais le plus souvent les efforts seuls de la nature suffisent à les ramener.

Il est bon d'observer que, dans les positions déviées du vertex, il convient de se servir de la main droite, dans la position (supposons) occipito-cotyloïdienne gauche et *vice versa*. Les positions de la face sont également parfois irrégulières et inclinées, mais les efforts de la nature peuvent les ramener aux plus favorables sans l'intervention de l'art.

On a long-temps cru que la présentation de la face, quelle que fût sa position, demandait qu'on la réduisît en une plus favorable, et qu'on terminât même le travail artificiellement. Il n'en est pas de même de nos jours, car la présentation par la face est rentrée dans la classe des accouchements naturels.

Toutefois on doit tâcher de convertir les positions de la face en mento-pubiennes pour faciliter la parturition, qui, différemment, aurait une plus grande peine à se faire, si la position était mento-postérieure. Dans ce dernier cas, M. Cazeaux pense qu'il faut convertir la position de la face en position du sommet : on introduit la main droite, dont la face palmaire embrasse plus facilement le vertex, dans le cas où le menton serait dirigé à droite et en arrière, et la gauche dans le cas opposé. Après avoir saisi la face à pleine main, on la refoule au dessus du détroit supérieur; si l'on y réussit, on contourne le vertex avec la face palmaire de quatre doigts, et l'on fléchit la tête sur la poitrine. Les contractions utérines, persistant avec force, terminent l'accouchement.

Dans les positions du tronc on doit tâcher de ramener une des extrémités du fœtus au détroit supérieur du bassin; on pratique plus tard la version ou l'application du forceps, suivant l'exigeance du cas. Quelquefois on ne fait rien si aucun incident fâcheux ne vient troubler le travail.

Dans les présentations latérales ou tout-à-fait diagonales du pelvis, les mêmes inconvénients se rencontrant, l'accoucheur est obligé, au moyen de la main ou du levier, de corriger les déviations en les ramenant aux présentations obliques qui correspondent aux grands diamètres du bassin.

Lorsque c'est l'épaule qui se présente, on tâche de la repousser pour avoir une présentation du vertex. Si l'épaule se présente avec procidence du bras, on est porté à faire la version, et l'on ne doit nullement tarder dans l'exécution de cette manœuvre, malgré des observations de quelques cas d'évolution spontanée, relatés par les accoucheurs habiles; ce qui ferait croire qu'en laissant le travail aux seuls efforts de la nature, il peut quelquefois se terminer heureusement. Cette pratique ne convient qu'aux grands maîtres de cet art dans les hospices destinés à l'instruction des élèves, et nullement dans la pratique privée où l'on est exposé à la critique méchante, non seulement des gens ignorants qui vous entourent, mais encore de ses bons et loyaux confrères.

Si la poche des eaux n'est pas encore rompue, il n'y a rien de mieux à faire que d'attendre jusqu'à ce que le travail soit avancé; dans le cas contraire, si les eaux se sont déjà écoulées, que le fœtus présente tel ou tel autre partie du corps qui entrave la marche de l'accouchement, après la conversion de la position en une plus favorable, et que ceci n'aide en rien la parturition, on doit recourir alors à la version ou à l'application du forceps, suivant la partie qui se présente et le détroit dans lequel elle se trouve.

Tel est le résumé de toutes les déviations et des présentations vicieuses de l'enfant, quant à ce qui regarde l'opérateur.

En y rapportant ces réflexions sur les déviations, on comprend facilement que je ne fais qu'esquisser les cas les plus simples et les plus fréquents. Or, il peut arriver dans la pratique mille circonstances plus ou moins fâcheuses qui entravent le travail par les diverses complications dépendantes, non seulement des présentations vicieuses du fœtus, mais encore des vices du bassin de la femme, et des autres causes de dystocie qui sont les principaux moteurs des cas malheureux qui souvent exigent des opérations sanglantes. Dans ces circonstances on doit toujours de préférence sacrifier le fœtus dont la vie est incertaine, pour sauver la mère qui peut succomber également, soit pendant la manœuvre, soit de ses suites ou même par des accidents tout-à-fait insolites, comme j'ai eu le triste avantage d'en voir un exemple sans pouvoir me rendre une raison valable qui puisse justifier la fin fatale.

XIIIme OBSERVATION.

Présentation de l'avant-bras au-devant de l'extrémité céphalique; contractions utérines très énergiques; écoulement des eaux amniotiques depuis huit heures; refoulement du membre supérieur; cessation complète des douleurs; extraction d'un enfant mort; hémorrhagie utérine interne fort peu abondante; convulsions; mort de la femme deux heures après la délivrance.

Le 14 avril 1844, je fus demandé par une sage-femme, à Sainte-Croix (Loire), pour terminer l'accouchement de la femme Jeune, née Champin, âgée de vingt-quatre ans, d'une assez forte constitution, d'un tempérament lymphatico-sanguin, d'une stature moyenne, blonde, la peau extraordinairement blanche, les yeux bleus, enceinte pour la première fois. On me dit que les contractions utérines, existant depuis plus de vingt-quatre heures, avaient suivi leur marche habituelle comme dans les accouchements naturels; que les membranes avaient été cassées par l'énergie des contractions depuis plus de huit heures. L'auscultation ne donnait plus aucun signe de vie du fœtus; la mère était abattue, épuisée par l'intensité des contractions, ainsi que par les efforts qu'elle fesait. Elle me supplia en grace de la délivrer le plus tôt possible.

Le toucher me fit sentir le col mou, complètement dilaté; un membre du fœtus se trouvait en travers au devant du vertex, qui venait en position occipito-pubienne. En examinant le membre, je pus parfaitement distinguer que ce fut l'avant-bras gauche. Mais quelle était la cause de sa position d'avant en arrière, longeant la suture sagitale, le coude appuyé sur le bord du pubis, et la main sur l'angle sacro-vertébral? Difficile à comprendre. Il est possible que cet incident soit dû aux manœuvres que la sage-femme avait essayé d'exécuter, quoiqu'elle n'ait pas voulu convenir de cela. Bref, ce n'est qu'avec la plus grande peine que dans l'intervalle des contractions j'ai pu dégager l'avant-bras, et le repousser au-dessus de la tête et à côté du tronc. J'empoignai la tête à pleine main, en la repoussant d'abord; je l'amenai ensuite dans la position occipito-iliaque droite, pensant que les contractions pourraient faire le reste; mais, soit la manœuvre que je venais d'exécuter, soit l'épuisement total de la femme, les douleurs cessèrent complètement. J'attendis plus de deux heures leur recrudescence, mais inutilement. La femme commença à se plaindre d'envies de vomir, d'anxiétés précordiales; son teint devint pâle, les yeux animés, le pouls petit très accéléré. Le forceps fut appliqué; au bout de six minutes il amena un enfant mort.

La mère, de suite après, s'est senti un bien-être extraordinaire; je l'ai délivrée bien lentement, en exécutant pendant plus d'une demi-heure des tractions légères sur le cordon; après quoi je lui ai mis une serviette autour du ventre; je lui ai fait prendre une infusion de tilleul, ai recommandé un repos absolu et la position horizontale sur le dos.

Je la laissai pour une heure dont j'avais besoin pour visiter quelques malades dans le village; mais quel fut mon étonnement, lorsqu'en rentrant pour faire mes adieux, je vis cette malheureuse sur le point d'expirer : son faciès d'une pâleur extrême, décomposé, était agité par les contractions en sens divers; la peau était froide, le pouls à peine sensible; il y avait des soubressauts de tendons; les membres étaient rétractés, convulsionnés; évanouissement prolongé jusqu'à la syncope.

Mon attention se porta de suite sur l'état de l'utérus, qui était plus volumineux qu'après la délivrance; il n'existait point de perte en dehors; la main, introduite dans le vagin et dans l'utérus lui-même, ne trouva qu'un caillot de sang de la valeur tout au plus de cent cinquante grammes, plutôt moins que plus. Après l'extraction du sang coagulé, je laissai ma main dans le corps de la matrice pendant un quart d'heure, en pratiquant avec l'autre les frictions sèches sur le bas-ventre pour exciter les contractions utérines. Je ne pus m'apercevoir d'aucune déchirure, ni de rien de particulier du côté de la matrice. Je fis prendre quelques cuillerées de vin et de ratafia, des infusions de feuilles d'oranger; je fis sentir de l'eau de Cologne, du vinaigre; je fis des aspersions froides sur la figure; tout fut inutile : la malade, toujours agitée par les mouvements convulsifs, expira deux heures après la délivrance. J'ai regretté beaucoup de n'avoir pu faire l'autopsie de son corps, pour trouver, s'il était possible, la cause réelle et matérielle de sa mort.

D.

Enfin j'aborde le *second genre* du DEUXIÈME ORDRE et du dernier des causes des accouchements artificiels.

Pour que le travail puerpéral se fasse naturellement sans l'intervention de l'art, il est nécessaire, qu'outre la bonne conformation du bassin, il n'existe aucune tumeur dans son intérieur, et que les présentations du fœtus soient favorables. Il faut que ce dernier n'offre qu'un volume normal, ou du moins que les plus grands diamètres de l'extrémité qui se présente soient au dessous de ceux du bassin auxquels ils correspondent. Dans l'article précédent j'ai dit ce qu'il convient de faire lorsqu'il y a quelques déviations; actuellement c'est un autre genre de causes, dites essentielles ou préexistantes, qui tiennent au fœtus, que j'ai à examiner. Mais avant d'entrer en matière, il est à propos que je donne ici les dimensions ordinaires de la tête du fœtus à terme, bien portant et bien conformé, afin de pouvoir mieux apprécier l'obstacle que fait naître l'excès de son volume.

Les principaux diamètres de l'extrémité céphalique sont au nombre de dix :

Occipito-mentonnier, du menton à la fontanelle postérieure, qui est de treize centimètres et demi ;

Mento-bregmatique, du menton à la fontanelle antérieure ; Occipito-frontal, de l'angle supérieur de l'occiput au milieu du front ; Trachélo-occipital, de la tranchée artère commençant à l'angle supérieur de l'occiput ;	onze centimètres.
Sous-occipito-bregmatique, Trachélo-bregmatique,	neuf centimètres et demi à dix centimètres.

Bi-parital, neuf centimètres à neuf centimètres et demi.

Trachélo-frontal, Sous occipito-frontal,	huit centimètres et demi.

Bi-temporal, sept à huit centimètres.

Ces dimensions sont quelquefois plus fortes, quelquefois moindres; le tableau précédent ne représente que leur moyenne, c'est-à-dire les cas les plus fréquents; et dans tous ces cas, la mobilité des os du crâne fait que par la pression chacun de ces diamètres peut diminuer de six millimètres jusqu'à un centimètre (Thouret). Mais ceci ne s'obtient que quand la putréfaction ou l'ouverture du crâne a donné à cette partie une souplesse anormale.

Dans l'état ordinaire toute diminution d'un diamètre amène une augmentation proportionnelle dans les autres. Aussi la tête, presque ronde quand l'enfant naît par les pieds, est-elle fort allongée quand il est né par la tête, surtout après un long travail. Cette difformation ne comprime l'encéphale d'une manière fâcheuse que quand elle est très considérable et brusquement opérée (1).

Comparez les diamètres du fœtus avec ceux du canal qu'il doit parcourir, et vous verrez que le plus grand diamètre du détroit supérieur est de onze centimètres et demi à douze centimètres; celui du détroit inférieur a à peu près la même étendue. Pour que l'accouchement puisse se faire spontanément, il faut que le fœtus, parvenu à terme, se présente par la tête ou par l'extrémité pelvienne; il faut en outre que cette tête soit avec le détroit supérieur dans des rapports, tels que l'occipito-mentonnier n'occupe pas ce détroit; car, ce diamètre ayant treize centimètres et demi, s'il vient à se présenter, l'engagement ne peut pas avoir lieu.

Il en est de même pour le détroit inférieur, car la tête peut, après avoir franchi le détroit supérieur, affecter dans l'excavation une situation fâcheuse, mesurée par l'occipito-mentonnier; ce qui est cependant rare, excepté dans les présentations de la face.

L'excès de volume de l'enfant, la rigidité des parties molles de la mère, une diminution des diamètres de son bassin, les présentations vicieuses du fœtus qui offre son plus grand diamètre au plus petit du bassin, ne peuvent moins faire que d'arrêter le travail, et d'obliger à récourir aux manœuvres diverses. Il est vrai de dire que l'appréciation juste des diamètres de la tête du fœtus, tant qu'il est dans le sein de sa mère, est le plus souvent impossible, même avec le forceps à l'échelle; mais l'accoucheur n'a souvent pas le temps de s'arrêter à ces minu-

(1) Dugès, *Manuel Obst.*, p. 78.

tieux détails. Il est obligé dans ces cas de délivrer la femme au moyen du forceps, qui est un instrument par excellence dans de pareilles circonstances. Le forceps agit, suivant les uns, en diminuant le volume de la tête, et facilite, par cela même, le passage; suivant les autres, il sert tout uniment pour tirer un corps étranger, renfermé dans une cavité comparée à une bouteille dont le goulot est rétréci, comme le disait Hippocrate.

XIVme OBSERVATION.

Volume plus que normal de la tête du fœtus relativement aux diamètres du bassin de la femme, dont les dimensions paraissaient au-dessous de l'état habituel. Durée du travail de deux jours. Saignées, bains de siége sans succès; application du forceps.

Le matin du 1er septembre 1843, j'ai vu la femme C.., âgée de dix-huit ans, d'une petite stature, d'une forte constitution, d'un tempérament lymphatico-sanguin, chargée de tissu cellulaire graisseux, enceinte pour la première fois, habitant rue de Lyon, à Rive-de-Gier.

Les contractions utérines, faibles il est vrai, se sont déjà fait sentir depuis vingt-quatre heures; l'examen du col m'a fait apercevoir son orifice en arrière et en haut très resserré, ayant les bords durs; à travers la paroi antérieure, il me semblait sentir la tête du fœtus.

J'ai engagé à prendre patience et à faire un exercice modéré. Cet état de choses a duré pendant la journée et la nuit suivante, avec fort peu d'avancement; car le 2 au matin, la dilatation du col ne fut pas plus large qu'une pièce de trente sous; les contractions utérines étaient plus fréquentes et plus intenses; la dureté du col me semblait seule empêcher le travail. J'ai pratiqué une saignée du bras de quatre cent cinquante grammes, prescrit des bains émollients de siége, et j'ai oint le col avec la pommade d'extrait de belladone.

Sur le midi la dilatation fut bien sensible; ce qui me permit de diagnostiquer une première position du vertex, par l'auscultation, je m'assurai de la vie du fœtus; les contractions utérines devenaient de plus fortes en plus fortes, je recommandai de revenir aux bains de siége prolongés, et de faire prendre quelques bouillons pour soutenir les forces de la mère, qui commençait à se décourager.

A cinq heures du soir, les contractions utérines, ainsi que les efforts de la jeune femme furent extraordinaires; la dilatation du col se compléta, la tête du fœtus, une fois parvenue au détroit supérieur, n'avançait plus, bien qu'aucune cause sérieuse ne semblât y mettre obstacle. Les membranes étaient cassées depuis plusieurs heures. J'attendis encore une heure inutilement, puisqu'il n'y avait que fort peu de progrès dans le travail. Craignant cependant qu'il n'arrivât quelque accident pour la mère, et principalement pour le fœtus, dont les jours furent menacés, je proposai l'application du forceps; ce qui fut accepté par la pauvre femme, rendue de fatigue. Dans dix minutes, j'eus le plaisir d'amener au monde, mais avec de très grands efforts de ma part, un petit garçon robuste et très gros, surtout pour une petite femme, comme était la mère.

Je n'ai pas pris au juste les diamètres de la tête de l'enfant qui fut très allongée; mais ce qui est certain, c'est que ses dimensions étaient au-dessus de celles que l'on rencontre habituellement, autant que j'ai pu m'en assurer par la mensuration prise avec mes doigts. Les dimensions des principaux diamètres du bassin de la femme prises avec mes doigts également, m'ont paru au-dessous de l'état normal.

La délivrance faite, la mère passa une nuit fort agitée et sans sommeil; le 3 au matin la perte se suspendit, une fièvre violente s'alluma, une congestion sanguine vers la tête, en un mot, une éclampsie apoplectiforme se déclara. Je la combattis par des émissions sanguines largement employées, une diète sévère, des lavements émollients et de légers laxatifs.

Au bout de cinq jours, après un état variable de mal et de mieux, la malade entra en franche convalescence, et fut bien remise le 15 du même mois. Le petit garçon qui avait eu la tête, comme je l'ai déjà dit, très affaissée et comprimée par les cuillers du forceps, dont il garda pendant assez long-temps des marques, devint par la suite un des plus beaux et intéressants enfants qu'il soit possible de voir.

HYDROCÉPHALIE.

Les maladies diverses peuvent augmenter le volume du fœtus au point que l'art est obligé d'intervenir pour la terminaison de l'accouchement, comme par exemple, dans l'*hydrocéphalie* ou hydropisie de la tête, que l'on a divisée en *externe*, consistant dans une simple infiltration séreuse du cuir-chevelu, et en *interne*, où il existe un épanchement dans les ventricules du cerveau, et dans l'intérieur du crâne. Cette dernière, étant plus fréquente, doit seule nous occuper ici, comme cause sérieuse de dystocie.

Déjà grave par elle-même, cette maladie apporte plus ou moins d'obstacle à l'accouchement, selon la quantité de liquide épanchée dans le crâne. Peu considérable, elle n'empêche pas toujours la parturition, grace à la flexibilité et à la mobilité des os du crâne; il n'en est pas de même, quand l'eau est en grande abondance, ou que l'intervention active est ordonnée.

Voici les signes d'hydrocéphalie que donne notre illustre maître Duges :

« La présence d'une tête hydrocéphale se reconnaît à une tumeur large et aplatie, qui recouvre tout le détroit supérieur; on y sent quelques portions osseuses, séparées par de larges sutures et des fontanelles plus larges encore, qui permettent d'observer une fluctuation plus ou moins évidentes(1). »

Tant que le volume de la tête n'est pas trop considerable, on doit la laisser s'engager dans le détroit, et ce ne serait qu'autant que les contractions seraient trop faibles, et que le travail traînerait en longueur, qu'on devrait essayer d'abord l'application du forceps. Dans le cas échéant, ponctionner le crâne au moyen du trois-quarts. Si le volume du vertex est trop gros, que le col soit dilaté, mou, propice, en un mot, à la parturition, on ne doit pas perdre un seul instant, il faut procéder à l'accouchement artificiel : une raison de plus, c'est que le fœtus n'est pas viable. On ponctionnera d'abord la tête, ou l'on évacuera l'eau au moyen des incisions faites par le

(1) Duges, ouvr. cité, p. 261.

bistouri, les ciseaux; et si l'on ne peut pas avoir le fœtus par la version ou l'application du forceps ordinaire, on aura recours à celui de M. Baudelocque le neveu, destiné à l'écrasement de la tête.

HYDROTHORAX ET ASCITE.

Ces maladies se rencontrent rarement chez le fœtus; néanmoins la science possède plusieurs exemples. Dans ces cas le doigt explorateur, introduit dans l'utérus, sent au-dessus du détroit supérieur un développement considérable du thorax, si c'est lui qui se présente, et dont les intervalles intercostaux sont très éloignés, au travers desquels on aperçoit une fluctuation; ce qui souvent a lieu. Lorsque la poitrine offre un volume médiocre, il n'est pas aussi facile de le constater.

Dans l'ascite, non seulement on peut sentir bien à son aise le volume du ventre, lorsqu'il est accessible aux doigts, mais encore on peut facilement constater l'existence du fluide aqueux qu'il contient.

Dans l'un comme dans l'autre cas, ces maladies, développées à un faible degré, ne s'opposent pas absolument à la parturition naturelle; à un haut degré, elles demandent l'intervention de l'art.

Lorsque le fœtus est mort depuis quelque temps, la putréfaction peut faire développer une assez grande quantité de gaz dans l'abdomen du fœtus, et gêner son expulsion. Dans ce cas, comme dans celui de l'hydrothorax et de l'ascite, la ponction avec le trois-quarts ou les incisions avec le bistouri suffisent le plus souvent, et l'on peut laisser aux soins de la nature, surtout lorsque les contractions persistent à faire le reste; différemment on a recours à la version ou à l'application du forceps, suivant la position plus ou moins favorable à l'une de ces manœuvres, et selon la plus ou moins grande habitude qu'on a de ces opérations.

TUMEURS.

Le fœtus peut offrir sur son corps des tumeurs diverses plus ou moins volumineuses, pédiculées ou à large base, et de nature différente; ce qui peut exiger l'intervention de l'accoucheur pour la terminaison du travail, qui, empêché par ces obstacles anormaux, ne se ferait pas seul. Si l'on s'aperçoit de bonne heure de leur existence, il est certain qu'on doit tâcher de les refouler pour faciliter l'engagement; les inciser, si elles sont pédiculées; les ponctionner, si elles contiennent du liquide; les extirper ou les écraser, suivant la facilité qu'on a de les atteindre avec les instruments tranchants, quelle que soit d'ailleurs leur nature présumée.

M. Cazeaux a admis également comme cause de dystocie, d'après le docteur Busch, l'ankylose des articulations du fœtus, chose qui est excessivement rare; car on n'en voit pas seulement faire mention dans les ouvrages des accoucheurs les plus répandus.

MONSTRUOSITÉS.

La présence des fœtus jumeaux ou des monstres à deux têtes n'est pas toujours un obstacle sérieux à la parturition. Il est nécessaire de repousser la tête de celui d'entre eux qui est le moins engagé, et l'on confie la terminaison aux soins de la nature. Dans les circonstances plus pénibles, lorsqu'il y a fusion de deux monstres qui présentent, en outre, un volume considérable, ou lorsqu'il y a une telle confusion des deux têtes des enfants jumeaux, qui viennent ensemble, qu'on ne peut nullement exécuter la version de l'un d'eux ni le faire venir au moyen du forceps, on est alors forcé de décapiter le premier qui se présente, pour conserver les jours au second.

« La version par les pieds, dit M. le professeur Velpeau, que l'enfant soit exactement double ou simplement bicéphale, vivant ou mort, n'importe à quelle époque de son terme, suffira neuf fois sur dix au moins, s'il n'y pas d'autres causes de dystocie. »

On doit donc la tenter toutes les fois qu'il existe une indication.

L'existence de deux enfants jumeaux ne peut nullement être regardée comme cause de dystocie; ordinairement les efforts seuls de la nature suffisent pour expulser le premier; un moment après les contractions redoublent et font venir l'autre, et même s'il y en avait d'autres encore, la parturition s'opérerait de la même manière, excepté dans les cas, rares, où le fœtus est mort, et où il y a une suspension complète des douleurs, comme dans le cas suivant, où j'ai pratiqué la version pour épargner à une femme faible des souffrances prolongées et inutiles.

XVme OBSERVATION.

Existence de deux fœtus jumeaux dont l'un vient au monde naturellement et l'autre par la version; tous deux morts-nés.

Le 29 septembre 1842, je fus prié d'assister aux couches de la femme Gazi, à Bertelas (Rive-de-Gier). Cette femme était âgée de vingt-trois ans, blonde, d'une constitution grêle, très délicate, d'un tempérament nerveux, d'une stature moyenne.

Je l'avais déjà accouchée, le 21 décembre 1840, d'un gros garçon; à la suite elle fut atteinte d'une péritonite, dont elle est sortie heureusement. Quelques mois plus tard elle fut attaquée d'un rhumatisme articulaire général; depuis elle est devenue enceinte de nouveau, et c'est de cet accouchement que j'ai à m'entretenir présentement.

Pendant cette dernière grossesse elle éprouvait des indispositions fréquentes; elle avait un ventre énorme en comparaison de sa taille médiocre. Les contractions qu'on appelle *les mouches* se sont manifestées depuis huit heures du soir, le 28, et ce n'a été qu'à une heure du matin du 29 que j'ai été demandé auprès d'elle.

Ayant procédé à l'examen j'ai senti le col dur, dilaté comme une pièce d'un francs, placé bien haut en arrière, vis-à-vis de l'angle sacro-vertebral (obliquité antérieure). Au moyen de al position sur le dos et des tractions exercées avec les doigts sur son orifice, je l'ai réduit dans le centre du bassin, et, à cause de sa rigidité, j'ai fait prendre à la femme un bain émollient de siége, vers les trois heures du matin. L'auscultation ne m'a fait entendre aucun bruit; la femme m'affirmait cependant qu'elle avait senti les mouvements du fœtus six heures auparavant.

Sur les cinq heures les contractions étaient énergiques, la dilatation du col grande comme une pièce de six francs. Pour hâter le travail j'ai percé les membranes au moyen des ciseaux droits; et, vers les six heures, les contractions redoublant d'intensité, la dilatation du col s'est opérée complètement : un moment après un enfant mort, du sexe masculin, est venu au monde spontanément en première position du vertex. On le mit dans un bain chaud; on le fit frictionner; je lui fis faire des inspirations et des expirations factices; je lui soufflai de l'air dans la bouche en appliquant la mienne contre la sienne; tout fut inutile, il ne revint pas. Il est vrai de dire que, le cordon coupé, il ne s'en échappa une seule goutte de sang.

La perte chez la mère était insignifiante, aussi tout mon temps était-il sacrifié aux soins de l'enfant, lorsqu'elle me demanda auprès d'elle, disant que son ventre était encore bien gros. Pas une douleur ne se manifesta depuis la sortie du premier enfant; les tractions que j'exerçai sur le cordon ne les réveillèrent pas non plus. En palpant le ventre, je m'aperçus qu'en effet il contenait un autre fœtus. J'auscultai de nouveau, et cette fois, pas plus que la première, je ne pus entendre ni le bruit du placenta ni, encore moins, celui du cœur du fœtus. J'appliquai la main, trempée dans l'eau froide, sur le bas-ventre, pour exciter les mouvements du fœtus, sans plus de succès. Vu l'épuisement et la faiblesse extrême de la mère, qui me disait qu'elle allait se trouver mal, je pensai que toute expectation, non seulement était inutile, mais pourrait encore devenir funeste. Je plongeai la main dans l'intérieur de l'utérus et je sentis un autre fœtus venant dans une position transversale. La tête regardait la fosse illiaque gauche; le dos en avant, les pieds à droite; la poche des eaux était entière, je la cassai et je me mis à la recherche des pieds. Je fis la version podalique; ce qui me fut très facile à exécuter, car dans trois minutes un enfant mort, du sexe masculin, fut amené dehors. C'était le cas le plus propice pour pratiquer cette manœuvre, à cause de l'existence des eaux et du petit volume de l'enfant.

Il est bon que je fasse observer que, lorsqu'on s'aperçoit de bonne heure qu'il existe d'autre fœtus dans la matrice après la sortie du premier, il est nécessaire de faire la ligature sur les deux bouts de la tige omophalo-placentaire du premier enfant, avant que de faire la section, dans le but d'éviter l'hémorrhagie qui, quelque peu qu'elle soit considérable, peut causer une anhémie, et même la mort de celui qui est encore dans le sein de la mère, et c'est d'autant plus à craindre, si les contractions sont énergiques et que le travail se prolonge.

La dernière cause de dystocie, qui tient autant au volume plus qu'ordinaire de la tête du fœtus, à ses positions plus ou moins vicieuses qui n'ont pas été réduites à temps, qu'au rétrécissement du bassin de la mère, est cet état d'engagement de l'extrémité céphalique connu sous le nom d'*enclavement*. Nous devons nous en occuper un instant.

ENCLAVEMENT.

La tête est enclavée, disent Désormeaux et M. Velpeau, d'après Baudelocque, toutes les fois que, pincée dans le bassin par deux points diamétralement opposés de son contour, il lui est impossible de descendre sous l'influence des seuls efforts expulsateurs de la nature, et qu'on ne peut pas la faire remonter sans les plus grandes difficultés. On n'admet plus d'enclavement où l'application d'un instrument, à cause de la fixité de la tête, est impossible, ainsi que de la bouger de la place où elle est entrée; car, si un corps quelconque peut entrer dans l'intérieur d'un autre, il est évident que le contenu est d'un moindre volume que le contenant. Or, puisqu'il est entré dedans, il doit également pouvoir en sortir avec plus ou moins de facilité, à moins que ce corps ne soit pas mou comme une vessie ou une éponge (suivant l'expression de Gardien) capable de présenter un volume plus grand lorsqu'on la remplit d'un liquide quelconque : c'est ce qui peut arriver quelques fois, lorsque les parties molles du fœtus et de la mère, engorgées par l'afflux et la stagnation des liquides dans leurs vaisseaux, présentent alors un volume plus grand dans la suite qu'au commencement du travail.

Les uns prétendent qu'il n'y a qu'une seule espèce d'enclavement; c'est celui dans lequel la tête est retenue entre le pubis et le sacrum par les protubérances pariétales, qui sont engagées, tantôt par le front, tantôt par l'occiput; d'après les autres, ce sont les diamètres de la circonférence occipito-bregmatique, comme le bi-pariétal, qui se trouvent quelquefois saisis entre les points indiqués.

L'enclavement arrive, suivant Baudelocque, Gardien et la majorité des accoucheurs, dans le détroit supérieur; d'après Désormeaux et M. Velpeau, il peut avoir lieu aussi dans l'excavation pelvienne, lorsqu'elle est considérablement rétrécie par un défaut de concavité de la part du sacrum.

Pour que l'enclavement ait lieu, il faut la réunion des circonstances suivantes : « 1° que la tête se présente directement en travers ou d'avant en arrière; 2° qu'elle ait un volume énorme, si le bassin est bien conformé; 3° que le resserrement de la cavité pelvienne ne soit pas porté trop loin, ou, comme le veut Osiander, que le détroit soit réniforme; 4° qu'il y ait entre le sacrum et le pubis neuf centimètres et demi pour une position antéro-postérieure, ou près de neuf centimètres pour une position transversale, attendu que l'enclavement n'existe qu'autant que la tête a pu descendre jusqu'au niveau de sa plus grande épaisseur; 5° que les contractions utérines aient été énergiques (1). »

On ne doit pas confondre l'enclavement avec le séjour prolongé de la tête du fœtus dans l'excavation pelvienne, séjour occasionné par l'inertie de l'utérus. Il faut, dans ce cas, avoir en vue les obstacles que présentent à son passage diverses dispositions vicieuses du bassin, du détroit supérieur et de l'inférieur, et de la région périnéale. Au reste, ce qui le différencie, c'est l'immobilité de la tête et sa résistance de situation fixe aux violents efforts d'expulsion qu'elle éprouve.

Lorsqu'il y a enclavement il existe des signes accessoires, tels que le gonflement du col de l'utérus, qui forme une sorte de bourrelet au dessous de la tête du fœtus; l'engorgement des

---

(1) Velpeau, *Traité complet de l'art des Accouchements*, t. II, p. 393.

parois du vagin ; le boursoufflement de la vulve ; la tuméfaction du cuir chevelu et le chevauchement des os du crâne.

Il ne faut pas cependant oublier que ces signes accompagnent toujours les accouchements laborieux, et par cela même on ne doit pas trop se fier à leur valeur, car ils pourraient faire commettre des méprises : la fixité de la tête du fœtus est le seul signe pathognomonique de l'enclavement; tous les autres ne sont qu'accessoires.

Le pronostic de l'enclavement est toujours fâcheux, tant pour la mère que pour le fœtus. La métrite, les fistules incurables, sont la suite des dilacérations occasionnées par la grosseur disproportionnée des parties ou par l'application maladroite du forceps; et il y a encore plus à craindre lorsqu'on a recours aux crochets, à la craniotomie, etc. Heureusement que l'emploi familier du forceps, aujourd'hui, dispense de celui des instruments tranchants, plus ou moins meurtriers.

Sans vouloir anticiper sur ce que j'ai à dire sur l'application du forceps, il est cependant nécessaire que je rapporte ici les règles que donne à cet égard le savant professeur Moreau :

« Dans l'enclavement occipito-frontal, l'application du forceps se fait de la même manière que dans les positions correspondantes du sommet au bas de l'excavation pelvienne. Il faut seulement porter les branches à une plus grande profondeur, et de plus, avant d'opérer les tractions, faire cesser l'enclavement, sans quoi l'on augmenterait encore les points de contact entre la tête et les parties molles, qui se trouveraient par là exposées à des contusions et à des déchirures.

« A cet effet, la tête étant saisie convenablement, on l'ébranle par des mouvements peu étendus qui portent les manches alternativement vers l'une et l'autre cuisse de la femme; en même temps on la repousse doucement de bas en haut, et autant que possible suivant l'axe du bassin. Le doigt indicateur allongé dans l'intervalle des branches, en touchant le sommet du crâne, sert de guide et indique le progrès que fait la tête. Si l'on se contentait de refouler cette dernière, sans lui imprimer des mouvements de *latéralité*, il serait à craindre que les branches du forceps ne glissassent dessus et n'allassent blesser la partie antérieure de l'utérus. »

Dans l'enclavement bi-pariétal ou transversal, si le bassin conserve encore assez d'étendue pour en rendre complet et entier le dégagement, Deleurye conseillait de saisir ce membre par le diamètre occipito-mentonnier. Cette méthode est la seule à mettre en usage, puisque, en pareil cas, il n'y a pas moyen d'introduire la main entre la tête et le bassin.

« Ainsi, continue M. le professeur Moreau, on placerait la branche mâle sur le côté gauche de ce dernier, et la branche femelle sur son côté droit, et l'on imprimerait des mouvements de *latéralité* à la tête, pour l'ébranler, en même temps qu'on chercherait à la refouler de bas en haut. Dès qu'elle serait parvenue au dessus du détroit supérieur, il faudrait changer la situation des branches, replacer l'une dans la concavité du sacrum et l'autre derrière la symphyse, afin de pouvoir ramener l'occiput sous l'arcade pubienne, et terminer l'accouchement comme dans le cas de position occipito-iliaque antérieure ou postérieure (1). »

Avant que de quitter ce sujet, je vais rapporter un cas d'enclavement que j'ai eu l'occasion d'observer il y a quelques années.

XVIme OBSERVATION.

Présentation transversale, l'occiput répondant à gauche, le front à droite du bassin de la femme ; enclavement ; accouchement artificiel d'un enfant mort d'un volume assez considérable, chez une primipare.

Dans la nuit du 25 au 26 décembre 1838, je fus demandé à Fontanieu, commune de La Cadière (Var), par une sage-femme, auprès de l'épouse Audiffrint, âgée de quarante ans, d'une forte constitution, d'un tempérament lymphatico-sanguin, d'une taille assez élevée, brune, primipare, depuis vingt-quatre heures en travail. Les contractions utérines, quoique rares, étaient assez fortes; le col était dur, ouvert comme une pièce de cinq francs, les membranes cassées depuis long-temps; on sentait le vertex, mais il était trop haut pour pouvoir lui assigner une position fixe.

Dans cet état de choses, j'ai prescrit des bains de siége, quelques bouillons pour soutenir les forces de la femme, et j'ai laissé agir la nature. Le travail se fesait très lentement, malgré l'usage répété des bains. Désirant l'accélérer, j'ai pratiqué

(1) Moreau, *Traité pratique des Accouchements*, t. II, p. 294.

une saignée du bras, pour diminuer la pléthore utérine, que je soupçonnais occasionner le retard; j'étais d'ailleurs obligé de le faire, car c'est l'habitude en Provence de saigner pendant le travail.

Dans la matinée du 26, n'obtenant pas grand avancement, il me semblait que ce retard dépendait de la rigidité du col, et je l'oignis de la pommade faite avec l'extrait de belladone. En effet, quoique bien lentement, j'obtins vers les deux heures après-midi, une dilatation large comme la paume d'une main; les contractions étaient lentes, mais bien fortes. J'attendis jusqu'à quatre heures: alors je sentis que le sommet de la tête s'engageait par une position transversale dans le détroit supérieur; l'occiput répondait à lacavité cotyloïdienne gauche, le front à la droite; le pariétal droit à la symphyse, le gauche à l'angle sacro-vertébral. Les douleurs étaient violentes; la tête cependant ne fesait point de progrès. J'essayai au moyen de la branche du forceps de changer cette présentation en première occipito-cotyloïdienne gauche, mais inutilement; les parties molles du bassin gonflées serraient si fortement la tête, qu'il m'était impossible de l'ébranler. Un moment plus tard, j'auscultai le bas-ventre, sans pouvoir entendre aucun bruit. Le vertex, comme fixe, ne bougeait point du tout de sa place, malgré la violence des contractions. Me voyant alors dans une situation si fâcheuse, je réclamai l'assistance de M. le docteur Guibert, de La Ciotat, qui n'arriva que sur les huit heures du soir. Je lui rendis compte de tout ce qui s'était passé, ainsi que de l'idée que je m'étais formée de la position de l'enfant et de l'obstacle à la parturition; il est nécessaire de rappeler que depuis quatre heures la tête n'avançait pas d'un millimètre.

Nous convînmes d'appliquer le forceps, et comme je m'étais épuisé en efforts inutiles, l'ayant appliqué déjà deux fois, je laissai faire cette fois-ci à mon collègue; mais, malgré sa grande habitude, il lui fallut mettre et ôter, changer et rechanger à plusieurs reprises les cuillers du forceps; enfin, quoiqu'il réussit à les placer, il fut encore obligé de les replacer maintefois avant qu'il eût pu, au bout de trois quarts d'heure, aidé par les tractions communes des efforts inouis, faire venir au monde un enfant mort, du sexe masculin; il était d'un volume énorme: il pesait, d'après le dire de mon confrère, près de neuf kilogrammes.

La femme, à la suite de cet accouchement, fut atteinte d'une métro-péritonite des plus fortes, une fistule recto-vésicale de cinq centimètres existait au milieu de la paroi postérieure du vagin. Grace à la méthode antiphlogistique, que j'ai employée hardiment, en la combinant avec de légers laxatifs, cette femme s'est fort bien rétablie, non seulement de la péritonite, mais encore de l'infirmité provenant de l'accouchement.

Ce fait fut reconnu par moi, ainsi que par mon collègue, pour un enclavement bipariétal, qui sans doute était dû, non seulement à l'énergie des contractions utérines, mais encore au gros volume de l'enfant, ainsi qu'au peu d'élasticité des parties molles des organes génitaux de la mère.

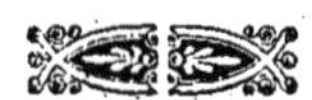

Deuxième partie.

DES MANŒUVRES OBSTÉTRICALES.

En exposant les diverses causes de dystocie dépendantes, soit de la mère, soit du fœtus, j'ai eu soin, à la fin de chacune d'elles, de préciser les indications thérapeutiques qu'il convient de remplir; il serait par conséquent plus que superflu de revenir ici sur ce que j'ai déjà dit ailleurs. Cette seconde partie ne contiendra donc que le *manuel opératoire*, qui constitue l'accouchement artificiel proprement dit; et, fidèle au but que je me suis proposé au commencement de cet opuscule, je me bornerai à l'exposition des principes généraux, renvoyant pour plus de détails aux ouvrages classiques.

Lorsque donc tous les moyens que la pratique médicale indique, ont été vainement mis en usage; lorsqu'un danger éminent menace les jours de l'enfant, et principalement de la mère; que la marche du travail est suspendue par quelques unes des causes mentionnées ci-dessus, et que les efforts de la nature soient insuffisants pour vaincre les obstacles qui se présentent: dans ces cas, on doit recourir aux moyens chirurgicaux, pour terminer l'accouchement le plus tôt possible.

Parmi ces moyens la *version* et l'*application du forceps* tiennent le premier rang; l'application du *levier* et du *crochet* viennent après; dans les cas extrêmes la *symphyséotomie*, l'*opération césarienne* vaginale ou abdominale, *la craniotomie*, l'application du *forceps céphalotribe* de M. Baudelocque le neveu, et l'*embryotomie* doivent être préférées, surtout lorsque le fœtus est mort aux premières de ces opérations sanglantes, qui font courir des dangers éminents à la mère.

Il n'est pas indifférent d'avoir recours à telle ou telle autre manœuvre obstétricale dans un cas donné. Dans l'étiologie générale de dystocie, en exposant les indications thérapeutiques, j'en fait assez sentir l'opportunité de chacune d'elles ; j'ai assigné la place qui leur convient. Présentement je n'ai à parler que de leur mode opératoire, en commençant par celle où *la main* seule peut suffire, et je terminerai mon ouvrage par l'exposition de celles où, non seulement l'intervention *des instruments* est nécessaire, mais encore où l'on est obligé de diviser les parties de la mère ou du fœtus pour pouvoir terminer l'accouchement.

VERSION.

On entend par *version*, l'action de retourner un fœtus dans la cavité de l'utérus et de faire descendre une des extrémités de son grand diamètre au détroit supérieur. Il existe deux espèces de version : dans l'une, c'est *la tête* que l'on s'efforce à faire descendre la première; dans l'autre, ce sont *les pieds.*

Hippocrate et ses disciples jusqu'à Celse, regardaient la présentation du pelvis, comme non seulement contre-nature, mais encore très dangereuse, et par cela même, ils ne pratiquaient qu'une seule espèce de version; c'était par la tête. Cette pratique est complètement négligée de nos jours, bien injustement; mais on donne généralement la préférence à la version *podalique*.

La version *céphalique* était exclusivement pratiquée jusqu'au temps de Franco et d'Ambroise Paré, dans les cas même où l'enfant se présentait par l'extrémité pelvienne. Mais en revanche, depuis ces auteurs et Guillemeau en particulier, on n'a plus eu recours qu'à la version podalique ; ce n'a été que vers la fin du siècle passé, et principalement au commencement de celui-ci, que les professeurs Flamand, Osiander, M. Velpeau, et une foule d'accoucheurs du nord ont tâché d'attirer plus particulièrement l'attention des gens de l'art sur ce mode opératoire, qui comptait déjà pour lui la pratique de Mauriceau, de Delamotte, de Le Roux, d'Alphonse Leroy et de Fabrœ, de Hilden.

« La version céphalique est indiquée, dit M. le professeur Velpeau (1) : 1° lorsque le bassin est bien conformé, que la tête se trouve aux environs du détroit supérieur en position inclinée, qu'aucun danger imminent n'est venu troubler la marche régulière de l'accouchement ; 2° dans les présentations de l'épaule, du dos et de la partie antérieure du thorax, si le bras même n'est pas sorti et si l'utérus n'est pas trop contracté.

« En somme, il paraît prudent de l'essayer toutes les fois que les pieds sont plus éloignés du détroit que le sommet, et que la tête semble devoir permettre à la parturition de se terminer ensuite spontanément.

« D'ailleurs, après avoir inutilement tenté, rien n'empêche d'aller aux pieds, qui n'en sont pas pour cela plus difficiles à atteindre. Si la tête semble disposée à s'abaisser, on va la chercher ; sinon il n'y a qu'à diriger la main immédiatement vers les membres pelviens. »

D'après M. le professeur P. Dubois, la version céphalique est principalement indiquée, lorsqu'il existe un vice du bassin, et qu'il serait à craindre qu'en exécutant la version pelvienne, la détroncation du fœtus n'eût lieu.

Avant que de rien entreprendre, on vide la vessie et le rectum pour avoir plus de liberté dans les manœuvres ; et pour exécuter ces dernières, on met la femme sur le bord et en travers d'un lit bien garni d'alèzes et de draps mis en double plusieurs fois. Un aide fort soutient le dos ; deux autres, les cuisses, qui sont écartées ; les jambes se trouvent dans une demi-flexion et soutenues par les aides. On arrange la femme absolument de la même manière que si c'était pour faire l'opération de la taille.

L'accoucheur se place entre les jambes ; il enduit de quelque corps gras la face externe de sa main pour adoucir le frottement contre les parois de la matrice, la paume étant libre pour mieux fixer et retenir le fœtus, qui glisserait facilement ; et, les doigts ramassés en cône, il plonge cette

(1) Velpeau, ouvr. cité, t. II, 293.

main, tenue entre supination et pronation, dans la cavité utérine. Suivant la dilatation du col, on introduit un ou plusieurs doigts dans son intérieur; on tâche d'établir le diagnostic de la présentation, afin de faire choix de la main pour manœuvrer; ce qui n'est pas indifférent.

Dans les positions inclinées de la tête et du siége, lorsque la partie déviée correspond à l'un des points de la moitié droite du bassin, on doit se servir de la main droite; de la gauche, dans les inclinaisons opposées; l'une ou l'autre indifféremment, si les déviations ont lieu directement en arrière ou en avant : cette règle regarde principalement la version céphalique.

Dans les présentations du vertex, position occipito-iliaque gauche, on emploi la main gauche; la droite, dans la position occipito-iliaque droite. Dans la présentation de l'épaule, le côté gauche réclame la main gauche; la main droite manœuvre dans les positions de l'épaule droite. On se sert encore de la main droite dans les présentations du sternum et du dos, lorsque la tête est tournée à droite, et *vice versa*. Dans les présentations des pieds, des genoux ou des fesses, si le plan postérieur regarde le côté gauche du détroit, on manœuvre avec la main gauche; les positions inverses demandent la main droite.

Il faut cependant dire que les plus habiles maîtres de cet art se servent parfois d'une main ou de l'autre indistinctement; car, dans les cas épineux, ont fait comme l'on peut, ainsi que le dit fort bien M. le professeur P. Dubois. C'est ce qui arrive, je crois, le plus souvent; toute fois la paume de la main doit regarder le plan antérieur du fœtus. On introduit la main doucement; elle forme, comme je l'ai déjà dit, un cône très allongé; le pouce est enfermé dans la gouttière formée par les autres doigts. Si le col est encore beaucoup resserré, on les introduit les uns après les autres, tâchant d'élargir davantage l'orifice. Une fois que la racine des doigts dépasse le col, le reste de la main s'insinue facilement.

Si la poche des eaux n'est pas encore rompue, on cherche à apprécier la position du fœtus. On le ramène au détroit supérieur le plus favorablement possible, et ce n'est qu'alors qu'on déchire les membranes. En examinant, il est prudent de ne pas exercer des pressions bien fortes sur les fontanelles, les parois du bas-ventre, ni sur celles du thorax.

Il existe deux méthodes pour faire la version céphalique, d'après M. Busch : 1° en repoussant la partie qui s'engage dans le détroit, pour que l'utérus, en se contractant, fasse descendre la tête ; 2° en empoignant cette dernière, et en tâchant de la ramener dans l'excavation. Après avoir introduit la main gauche lorsque la tête est tournée à droite, et l'inverse dans les positions opposées, on tâche de reconnaître la partie qui s'engage, on la repousse en reportant dans la fosse iliaque opposée à celle qu'elle occupe. La matrice alors, en se contractant, fait descendre la tête dans le détroit supérieur ; si non l'on va à sa recherche, on l'embrasse avec les doigts dans la paume de la main, et on l'entraîne aussi bas qu'il est possible. Pendant tout le temps de la manœuvre on soutient l'hypogastre avec l'autre main, en s'efforçant de faire prendre à la tête une position occipito-antérieure. Pour cet effet, les anciens fesaient changer de position à la femme, lui imprimaient des secousses qui étaient quelquefois très favorables. Une fois la tête ramenée dans l'excavation, on laisse la terminaison aux efforts de la nature ; ou s'il y a quelque danger pressant, on applique le forceps.

Ce mode opératoire, trop dédaigné de nos jours, n'est pas moins simple et commode dans la pratique : il n'entraîne pas les suites funestes qui accompagnent la version pelvienne ; car on n'ignore pas que dans cette dernière le fœtus est souvent victime de manœuvres pénibles, à cause du refoulement du sang vers le cerveau, ce qui produit l'apoplexie ; ou à cause des tractions fréquemment répétées sur la colonne vertébrale, ce qui occasionne des luxations.

Il est des cas où la tête, s'étant accrochée contre le pubis et le sacrum, se sépare du tronc, et l'on est alors forcé de recourir à d'autres manœuvres ; tandis qu'une chose pareille n'arrive pas dans la version par la tête, car, une fois qu'elle a franchi le col, on peut terminer l'accouchement, si les circonstances l'exigent, au moyen du forceps.

Pour qu'on puisse exécuter la version, il faut, 1°, que le col de la matrice soit suffisamment dilaté ou dilatable, afin de permettre l'introduction de la main : c'est ce que l'on fait dans l'intervalle des douleurs; 2° que la tête n'ait pas dépassé le col dans la version céphalique, qui n'a plus besoin d'être exécutée, puisque la nature agit dans le même sens : quant à la version podalique, elle est d'autant plus impossible que toute sorte de tentative serait plus que préjudiciable; 3° que le bassin soit bien conformé, et que la tête du fœtus ne présente pas un volume considérable : dans ces cas la version ne pourrait pas être exécutée, et l'on serait obligé d'avoir recours à la céphalotripsie; 4° il ne faut pas qu'il y ait longtemps depuis la rupture de la poche des eaux, car si l'utérus est collé contre la surface du fœtus, alors la version est le plus souvent inexécutable.

Chaque fois qu'il s'agit de pratiquer quelque opération majeure, l'accoucheur est tenu d'avertir les parents du danger que peuvent courir la mère et l'enfant; de conserver son sang-froid pendant l'action, et d'agir avec beaucoup de prudence et de douceur.

VERSION PODALIQUE.

Quoique les anciens eussent toujours recours à la version céphalique, la podalique ne leur était pas complètement inconnue. Aétius disait déjà : « Si la tête est trop grosse, il faut aller chercher les pieds (1). » Monschion ramenait la tête ou les pieds, suivant la partie qui se trouvait la plus proche de l'orifice. Rueff, Rhodion, J. Bauhin, tous tiennent le même langage. Il faut cependant dire qu'ils n'avaient recours à ce mode opératoire que lorsqu'ils ne pouvaient pas faire différemment.

Les règles générales de la version podalique sont à peu près les mêmes que celles de la céphalique, sauf les modifications particulières qui tiennent à son mode opératoire dans chaque position.

Pour faire comprendre le mécanisme de la version pelvienne en général, je vais décrire la manœuvre qui se pratique le plus souvent, c'est-à-dire lorsque la tête du fœtus se présente en position occipito-iliaque gauche.

---

(1) Smellie, *Traité de la théorie et pratique des Acccuohements*, t. 1, page 32.

La manœuvre entière se divise en trois temps bien distincts ; savoir l'*introduction* de la main, l'*évolution* du fœtus et son *extraction*.

Premier temps. — L'accoucheur se place en face de la femme, debout ou à genoux, suivant l'élévation du lit. Il met une main sur le bas-ventre pour soutenir l'utérus pendant le temps de l'opération ; l'autre, enduite d'un corps gras et formant un cône, pénètre lentement la vulve dans l'intervalle des douleurs, en suivant l'axe du détroit inférieur ; elle change de direction à mesure qu'elle s'introduit dans l'excavation, principalement pour franchir le col. On n'agit que pendant le calme ; si l'orifice est suffisamment dilaté ou dilatable, et que les membranes soient cassées, on pénètre dans la cavité sans difficulté, et l'on tâche de repousser la tête dans la fosse iliaque qui regarde l'occiput.

On cherche à reconnaître la position, si l'on ne s'est pas trompé sur le choix de la main ; dans le cas de méprise, on ne doit pas discontinuer l'opération tant que rien ne s'oppose à son exécution, et l'on ne doit changer de main qu'autant qu'on ne puisse pas parvenir au bout avec la première. Si les membranes sont intactes au moment que la main pénètre dans l'intérieur de l'utérus, après avoir reconnu la position, repoussé la tête du fœtus au dessus du détroit supérieur, on les fait casser au centre de l'orifice pendant la douleur. C'est le précepte donné par M. P. Dubois.

« Après cela, dit l'illustre professeur, l'accoucheur engage doucement la main entre les parties maternelles et la tête, en suivant le plan antérieur du fœtus ; il passe sur la face, la poitrine, et glisse la main jusqu'aux genoux, qu'il trouve d'autant plus voisins de la tête, que la rétraction utérine a plus exagéré l'état de flexion du fœtus. C'est le procédé le plus facile, le plus prompt et le moins douloureux, parce qu'il nécessite une moins grande introduction de la main dans les organes (1). »

---

(1) Chailly, ouvr. cité, page 511.

Pendant les contractions, la main, appliquée sur la surface fœtale, doit rester sans mouvement en attendant l'intermission pour reprendre la continuation.

Deuxième temps. — ÉVOLUTION. — Une fois que la main a pénétré dans l'intérieur de l'utérus, il faut tâcher, autant qu'il est possible, de saisir les deux membres pelviens, et de les bien différencier des supérieurs.

Si l'on éprouve de l'embarras pour trouver les deux extrémités inférieures, on saisit ce que l'on rencontre, un genou, un pied, et on l'entraîne en dehors de manière à pelotonner le fœtus dans le sens de la flexion naturelle, pour lui donner une position dans laquelle le dos doit regarder le pubis de la mère et les côtés, les diamètres obliques du bassin, afin que les talons du fœtus se présentent en avant. En exécutant cette manœuvre, il faut éviter la méprise de prendre les extrémités supérieures pour les inférieures, ou un membre de chaque extrémité ; ce qui arrive quelquefois. Dans ce cas on met un lacs sur la main et l'on va chercher les pieds, tous les deux s'il est possible, un seul dans l'impossibilité ; on peut revenir à la recherche de l'autre en guidant sa main sur la face interne de la jambe et de la cuisse, et l'on ne peut manquer de trouver son congénère. Il faut cependant dire qu'il y a des accoucheurs fort habiles qui se contentent d'un seul pied, et qui ne réussissent pas moins bien.

L'opinion des auteurs sur l'avantage de faire descendre telle ou telle autre partie des extrémités pelviennes, est divisée : les uns (Delpech, Bourton et Brun) conseillent d'exécuter des tractions sur les genoux et les pieds ; d'autres (Hunter) prétendent qu'il est bien plus avantageux de faire descendre les hanches en premier lieu.

Il y a des auteurs qui recommandent d'aller prendre premièrement le pied qui est postérieur et qui se trouve situé plus haut ; dans la suite de la manœuvre on tâche de repousser celui qui peut se trouver près de l'orifice du col, et de faire exécuter au fœtus un mouvement de bascule, en tirant sur les pieds, pour que la tête regagne le fond de l'utérus, en même temps que les hanches descendent dans le bassin, de manière qu'on transforme une position gauche du sommet en position droite des pieds. Le dos doit tourner à droite, puis en avant, et non en arrière. L'opérateur, dès qu'il commence à tirer, doit conserver la main en demi-pronation, et non pas en supination.

Troisième temps. — EXTRACTION. —Lorsque les membres inférieurs du fœtus sont dehors, ils doivent être enveloppés dans une serviette; et, avant que de commencer les tractions sur ces membres, il faut leur faire imprimer un mouvement de torsion, afin de ramener autant que possible le dos du fœtus derrière la cavité cotyloïde droite; après cela, au moment des contractions, on tire doucement sur eux, principalement sur le membre antérieur, afin de concourir davantage à ramener le dos en avant, pour cela on l'embrasse à pleine main, fesant attention de ne pas *contondre* les parties sexuelles avec l'extrémité des doigts. Dans le cas où l'on n'a pu avoir qu'un seul membre, on agit sur lui jusqu'à ce qu'on puisse accrocher le pli de l'aîne de l'autre avec l'index de l'autre main, pour tirer sur cette partie sans la dégager, et seconder ainsi les tractions exercées sur le membre qui a été saisi le premier. Dès qu'on aperçoit la tige amophalo-placentaire, on la dégage lentement et avec douceur. Si l'on continue d'exercer les tractions, les membres supérieurs s'engagent dans l'excavation. On procède alors à leur dégagement: on commence par le bras qui est situé en arrière, par la raison qu'on trouve plus de place pour manœuvrer dans la concavité du sacrum.

Le dos étant à droite, l'index et le médius réunis de la main gauche sont glissés sur l'humérus, le pouce servant d'atelle en dessous; alors on abaisse le bras dans le sens de sa flexion, en lui fesant parcourir le devant de la face et de la poitrine. Le bras du devant se dégage de la même manière; seulement on se sert de la main droite, lorsque le dos est à droite.

Si l'on éprouve des difficultés dans son extraction, il faut avoir recours au procédé de M. P. Dubois, qui imprime au tronc un mouvement de rotation d'arrière en avant et de droite à gauche, à l'aide de la main gauche, pendant qu'on abaisse l'épaule qui est dans la concavité du sacrum, au moyen de la main droite.

Lorsque les bras sont dehors, on procède à l'extraction de

la tête. On plonge la main droite entière en supination dans la cavité du sacrum sous le fœtus; souvent on est obligé de le repousser momentanément dans le fond de l'utérus jusqu'à une certaine profondeur. On tâche de donner à la tête une direction plus favorable et correspondante à l'obliquité du détroit; deux doigts sont introduits dans la bouche pour fléchir la tête en abaissant la mâchoire inférieure, tandis que les doigts de la main gauche, placés en fourchette sur les épaules du fœtus, exercent sur elles des tractions; on doit en même temps soulever le tronc de l'enfant en haut, et tirer dans l'axe de la vulve.

Dans le cas où l'on n'a pas pu tourner le fœtus, et que sa face regarde le pubis de la mère, on introduit également dans la bouche de l'enfant deux doigts de la main droite, pour abaisser la maxillaire inférieure, et l'on tâche de cette manière de changer le diamètre sous-occipito-frontal en sous-occipito-bregmatique. On tire ensuite dans le sens de l'axe du détroit inférieur. Si toutefois on n'avançait pas assez vite, on souléverait le tronc vers le pubis de la mère, et l'on tâcherait de dégager l'occiput de l'enfant.

Quelquefois, soit à cause du volume de la tête ou d'étroitesse du bassin, ou de l'accrochement du vertex, qui se trouve, pour ainsi dire, enclavé, on est obligé d'abord d'introduire deux doigts dans la bouche de l'enfant, pour rapprocher la face contre la poitrine, afin de changer le diamètre occipito-frontal ou occipito-mentonnier, qui est de treize centimètres, en occipito-bregmatique qui n'est que de neuf centimètres; de réduire la tête suivant l'axe oblique du bassin qui est le plus favorable pour l'extraction; et si, une fois parvenu dans l'excavation pelvienne, on éprouvait des obstacles, on devrait appliquer le forceps.

Les manœuvres qu'on exécute dans la présentation occipito-iliaque droite sont les mêmes que celles que je viens de décrire, si ce n'est qu'on s'y sert de la main droite de préférence; au reste, l'observation IIIe, que j'ai rapportée dans la première partie de ce travail, poura faciliter l'intelligence de la manière dont elle s'exécute.

Sans entrer dans tous les détails que demande le manuel opératoire des présentations de la face, du tronc et du pelvis, il est nécessaire que je m'arrête au moins sur les principes généraux; c'est ainsi que :

Dans les présentations de la face, on introduit la main gauche dans les positions mento-iliaques droites, et la droite dans les positions mento-iliaques gauches. On applique la concavité palmaire sur la face, en sorte que les quatre doigts soient placés sur la joue postérieure, et le pouce sur l'antérieure; on refoule la tête au dessus du détroit supérieur, et on la reporte vers la fosse iliaque gauche dans les positions mento-iliaques droites, et vers la fosse iliaque droite dans les positions opposées.

En exécutant l'évolution, la première de ces positions sera convertie en lumbo-iliaque droite, et la seconde en lumbo-iliaque-gauche; une fois là on continue le reste de la manœuvre comme dans les cas correspondants de la version ordinaire.

Le tronc offre deux présentations, et chaque côté du fœtus peut venir dans deux positions différentes. Dans la première la tête se trouve dans la fosse iliaque gauche; dans la seconde dans la fosse iliaque droite. On se sert ici de la main droite dans les positions du plan latéral droit, de la gauche dans le plan latéral correspondant.

Première position de l'épaule droite (CÉPHALO-ILIAQUE GAUCHE). — On introduit la main droite en supination; après avoir repoussé l'épaule au-dessus du détroit supérieur et un peu vers la fosse iliaque gauche, on va vers la symphyse sacro-iliaque droite, pour empoigner les pieds qu'on amène en dehors. Pour le reste de la manœuvre, c'est comme dans la version ordinaire.

Deuxième position de l'épaule droite (CÉPHALO-ILIAQUE DROITE). — C'est encore avec la main droite, qui opère, qu'on saisit l'épaule, et on la refoule vers la fosse iliaque droite; après quoi on glisse la main sur le plan postérieur du fœtus; en se dirigeant à gauche et en arrière, on contourne les fesses; et en revenant en avant on trouve les pieds qu'on attire en dehors.

Première position de l'épaule gauche (CÉPHALO-ILIAQUE GAUCHE). — On se sert de la main gauche avec laquelle on repousse l'épaule en haut et un peu à gauche; on passe sur le dos du fœtus vers le côté droit et postérieur du bassin ; en contournant le siége, on revient en avant; et en dirigeant la main en pronation, on saisit les pieds que l'on amène.

Deuxième position de l'épaule gauche (CÉPHALO-ILIAQUE DROITE). — C'est toujours la main gauche qu'on introduit en supination; on empoigne l'épaule, qu'on repousse au dessus du détroit supérieur et un peu à droite; de là on conduit sa main vers le côté gauche et postérieur de l'utérus pour trouver les pieds, qu'on tâche de faire venir dans le vagin, si, pour terminer l'accouchement, le cas l'exige.

Dans les présentations du siége on agit différemment, suivant que celui-ci se trouve encore au dessus du détroit supérieur ou qu'il soit fort peu engagé. On se sert alors de la main gauche dans les positions lombo-iliaques gauches, de la droite dans les positions inverses. On saisit les fesses à pleines mains et on les refoule dans la fosse iliaque, vers laquelle est tourné le dos du fœtus; en suivant le plan postérieur des membres, on va à la recherche des pieds, et l'on exécute le troisième temps de la version.

Si le siége est déjà arrivé sur le plancher du bassin, on place l'indicateur d'une main sur l'aîne postérieure du fœtus, ainsi que l'indicateur de l'autre sur l'aîne antérieure, et, avec ces deux doigts recourbés en crochet, on tire sur les fesses jusqu'au dégagement des pieds.

Dans le cas où l'on ne pût pas atteindre les aînes avec les doigts, on se servirait pour cet effet du crochet mousse, qu'on applique sur l'aîne antérieure de dehors en dedans, et, si c'est possible, entre la hanche antérieure et la symphyse des pubis; différemment on les glisse entre les deux cuisses, en fesant pénétrer de dedans en dehors par la partie interne du membre, en fesant bien attention de ne pas comprimer les organes génitaux du fœtus.

La présentation de l'épaule, de la tête ou de tout autre partie, avec la procidence du bras, était regardée par les anciens comme un événement très fâcheux; ils avaient souvent recours, dans des cas pareils, aux applications froides, au pincement du membre, aux scarifications, à la torsion, et même à l'amputation du bras ou à son arrachement. Ces sortes de mutilations se reproduisent encore de nos jours, lorsque la mère court un danger éminent et que la contraction de l'utérus, colé contre les parois du fœtus, ne permet pas d'exécuter la version, surtout si l'on est sûr que le fœtus ne vit plus.

La procidence d'un membre, si l'on est présent au moment qu'elle s'effectue, loin d'être un accident de mauvais augure, est tout le contraire : elle facilite le diagnostic de la position du fœtus; ainsi, par exemple, si la paume de la main qui pend à l'extérieur est tournée en haut vers le pubis, si le côté qui regarde le pouce du fœtus est le côté homonyme de l'épaule qui se présente, si le pouce regarde à droite, c'est l'épaule droite qui occupe le détroit supérieur, et *vice versa*.

Cette connaissance est d'une très grande valeur pour aller à la recherche des pieds. On place un lacs sur le poignet du fœtus, on le confie à un aide, et l'on procède à la version. On doit toujours se servir pour cela de la main homonyme de l'épaule qui se présente; on tâche de la repousser, ainsi que la tête, ou d'autres parties qui se rencontrent sur le passage, et l'on va à la recherche des pieds, comme nous l'avons dit plus haut. Lorsque les extrémités inférieures sont saisies, l'aide maintieu le lacs assez lâchement pendant le temps d'évolution, pour que le bras puisse rentrer en partie dans l'excavation pelvienne, et puisse suivre ainsi le mouvement imprimé au tronc.

Une fois que les pieds ou un pied du fœtus est engagé dans le vagin, l'accoucheur saisit alors le lacs d'une main, le pied de l'autre, et exerce des tractions sur ces deux parties. Le bras arrive ainsi au dehors, accolé au tronc du fœtus; et, ne pouvant se redresser sur les côtés de la tête, il devient un de moins des embarras qui arrivent fort souvent dans son dégagement; les tractions qu'on exerce sur ce bras et le pied, facilitent l'engagement et la rotation des épaules.

La procidence de deux membres est beaucoup plus embarrassante. On doit mettre un lacs à chaque poignet, tâcher de repousser la poitrine du fœtus qui se présente au détroit supérieur, d'aller chercher les pieds et s'efforcer de les faire descendre; une fois là, on se conduit d'après les règles exposées plus haut pour finir le travail.

Je termine ici ce que j'avais à dire sur la version, en y rapportant le résumé général de cette manœuvre que donne M. le professeur Velpeau (1).

« 1° Toutes les positions de la tête se réduisent à deux dans la manœuvre.

« 2° Toutes les positions du côté appartiennent au second temps de la manœuvre des positions de la tête.

« 3° Toutes les positions du dos et du sternum doivent être ramenées aux positions de l'épaule.

« 4° Toutes les positions de l'épaule sont d'abord transformées en positions des pieds.

« 5° Il n'y a donc en réalité pour la version que deux positions essentielles à bien étudier, et, par suite, que deux manœuvres qu'il soit indispensable de bien connaître. »

Comme ces deux manœuvres ne diffèrent que parce qu'elles exigent une main différente, et qu'au fond la main droite ne manœuvre pas autrement que la main gauche, toute la manœuvre des accouchemens se réduit en définitive aux règles qui ont été établies en parlant de la version par les pieds dans les positions du sommet, et principalement dans la position occipito-iliaque gauche, à propos de laquelle je suis entré dans quelques détails, comme on a pu le voir plus haut.

La main, qui est un instrument sentant, et par conséquent le meilleur de tous, ne suffit pas toujours malheureusement pour terminer l'accouchement ; souveut on est obligé d'avoir recours aux instruments plus ou moins complexes, que M. le professeur Moreau a divisés en trois principales séries, suivant la manière dont ils agissent :

1° Ceux qui sont destinés à être appliqués sur le fœtus sans intéresser aucune de ses parties, savoir : les *lacs*, les *crochets mousses*, le *levier*, et le *forceps ;*

2° Ceux qui sont également destinés à être appliqués sur le fœtus, mais qui ne peuvent agir qu'en intéressant ou divisant plus ou moins ses parties, comme : les *crochets aigus*, les *perce-crâne*, et le *forceps céphalotribe* de M. Baudelocque neveu ;

3° Enfin, ceux qui agissent sur les parties de la mère et auxquels on a recours dans les diverses opérations qu'il faut

---

(1) Velpeau, ouvr. cité, t. II, page 351.

quelquefois faire subir à cette dernière pour rendre l'accouchement possible (1).

DES LACS.

Les lacs ne sont autre chose que des rubans de fil, de coton, de laine, de soie, longs de cent vingt centimètres et larges de deux travers de doigt. Leur emploi fut très étendu chez les anciens avant l'invention du levier, et surtout du forceps avant que l'on sût exécuter la version podalique ; de nos jours on ne se sert des lacs que dans la présentation de l'épaule avec la sortie du bras pour le fixer en dehors, ainsi que dans l'accouchement par les pieds, ou lorsqu'on pratique la version podalique pour retenir le pied sorti le premier : ce sont les seuls cas où son usage est indiqué ; car dans toutes les autres circonstances les doigts fléchis en forme de crochet peuvent suffire dans la majorité des cas.

On se sert des lacs de la manière suivante :

On plie un ruban en double ; on fait ensuite un nœud coulant, qu'on tient écarté avec l'extrémité du pouce et de deux ou trois doigts d'une main qui doit saisir le pied ou la main du fœtus, après quoi on fait glisser ; on fixe avec l'autre main l'anneau du lacs au-dessus de l'articulation du tarse ou du carpe ; et on le confie à un aide qui doit le maintenir.

DU CROCHET MOUSSE.

Le crochet mousse consiste en une tige métallique recourbée à l'une de ses extrémités, qui est arrondie.

Ce n'est qu'autant qu'on ne puisse pas réussir avec les doigts, qu'on doit recourir aux crochets. C'est dans la présentation des fesses qu'on les emploie surtout, ainsi que dans le cas où la tête est déjà sortie, et que le volume du thorax empêche la continuation du travail. Dans le premier de ces cas, c'est aux aînes ; dans le second, c'est aux aisselles qu'on l'applique.

L'introduction du crochet mousse se fait de la même ma-

---

(1) Moreau, ouvr. cité, t. II, page 261.

nière que celle du forceps, et demande autant de précautions.

DU LEVIER.

Le levier dont on se sert aujourd'hui, n'est qu'une branche du forceps ordinaire, très allongée, dépourvue d'entablure, peu courbée, à l'oreille largement fenêtrée, à manche d'ébène, quelquefois brisée sur sa longueur pour la rendre susceptible de se plier et être plus portative.

Ce levier n'a par conséquent aucune ressemblance avec celui de son inventeur Roonhuysen, qui n'était qu'une tige d'acier pliée au milieu, et légèrement recourbée sur ses deux extrémités.

On se sert du levier : 1° pour opérer le redressement de la tête dans les cas d'inclinaison, de présentation du sommet ; 2° pour abaisser l'occiput dans les positions de la face ; 3° pour forcer la tête à descendre, afin de l'entraîner hors des organes génitaux.

D'après ce qu'on vient de lire on voit que le levier sert, tantôt comme crochet dans les cas où l'on n'a pu réussir avec les doigts à réduire les positions inclinées du sommet ou de la face, tantôt comme forceps pour l'extraction du fœtus.

De quelque manière que doive agir le levier, il s'introduit avec les mêmes précautions et par les mêmes procédés que le forceps ; ce que j'exposerai par la suite. Mais on se conduit différemment après son introduction selon le but qu'on se propose de remplir. Si c'est pour corriger les positions déviées, on le prend avec la main droite dans la position occipito-iliaque droite, et avec la main gauche dans la position occipito-iliaque gauche, et indifféremment dans les positions entéro-postérieures droites. On le glisse sur la paume d'une main introduite préalablement dans la matrice ; on le porte d'abord un peu de côté, pour le ramener ensuite sur le point qu'il doit abaisser. Une fois placé, la main qui dirigeait la cuillère, embrasse la racine, et l'on tire sur son manche avec l'autre main en avant ou de côté, en sens inverse de celui où est tournée la saillie qu'on veut faire descendre. On n'agit que dans l'intervalle des contractions ; la réduction faite, on laisse aux efforts de la nature la terminaison du travail.

Pour se servir du levier comme forceps, et à l'instar des accoucheurs anglais et hollandais, il faut, d'après M. le professeur Velpeau, que la tête soit engagée dans l'excavation, qu'elle ait exécuté au moins en grande partie son mouvement de pivot, et que l'intervention de l'art soit nécessitée par le défaut d'action de l'utérus ou de la femme. Dans ces cas, quelle que soit la position, c'est de la main main droite qu'on doit se servir pour tirer.

Le levier s'applique ici de la même manière que j'ai indiquée tout à l'heure. Dans la position occipito-iliaque gauche, la main droite introduit le levier au devant de la symphyse sacro-iliaque droite, et l'on tâche de ramener la concavité de la cuillère sur la région temporo-pariétale droite, c'est-à-dire dans la direction de l'axe occipito-mentonnier ; on soutient avec les doigts de la main gauche le côté gauche du vertex ; avec le pouce on embrasse le dos du levier près de la vulve. Pendant la contraction utérine on tire avec la main droite, doucement mais avec force, comme si on voulait basculer de bas en haut et de gauche à droite un levier de premier genre.

De cette manière on entraîne la tête peu à peu dans l'axe du détroit inférieur, qu'on lui fait franchir en exécutant le mouvement d'extention.

Dans la deuxième position du sommet, c'est la main gauche qui introduit le levier ; après quoi elle se replace comme dans la première position, car c'est toujours avec la main droite que l'on tire, et de la même manière, avec cette seule différence que le mouvement de bascule doit avoir lieu de droite à gauche.

Dans les positions où l'occiput regarde l'excavation du sacrum, on place le lévier sur la région pariéto-temporale, dans la direction du diamètre occipito-bregmatique ; en opérant le mouvement de bascule, c'est l'occiput qui doit sortir le premier par le centre de la vulve.

Il est certain, comme le soutient l'illustre professeur Velpeau, qu'avec le levier on peut puissamment aider les efforts naturels, et terminer le travail par ce moyen dans les cas où rien ne force à hâter l'accouchement, et où il se terminerait seul sans intervention de l'art; mais, dans les cas compliqués de quelques-unes des causes que j'ai exposées dans la première partie de ce travail, il vaut bien mieux avoir recours à l'application du forceps.

Dans ma pratique j'ai souvent eu occasion de faire usage du levier; mais je donne presque toujours la préférence à mes doigts, à la cuillère du forceps, ou tout uniment je me sers d'un manche de fourchette assez long pour qu'il puisse atteindre le vertex déjà engagé dans l'excaxation pelvienne; dans les cas plus difficiles, c'est au forceps lui-même que j'ai recours.

DU FORCEPS.

Le forceps est une espèce de pince, composée de deux branches à peu près semblables; il est destiné spécialement à s'appliquer sur la tête du fœtus; des milliers d'enfants, et même de femmes, lui doivent la vie.

Il ne fut connu qu'au commencement du dix-huitième siècle, malgré le dire de M. Velpeau, qui soutient qu'Avicenne, Albucasis, se servaient déjà d'instruments semblables pour tirer le fœtus de la matrice; mais ces instruments n'étaient destinés qu'à massacrer le produit de la conception. Ils avaient par conséquent un but contraire à celui du forceps, qui doit lui conserver la vie.

La famille des Chamberlain en Angleterre, depuis le commencement du dix-septième siècle, fut, dit-on, possesseur de cet instrument, qu'elle garda en secret; et ce ne fut que dans la première moitié du dix-huitième siècle que Champan le rendit public (1); Batler (2), Guiffard (3), et Palfyn (de Gand), s'attribuèrent chacun sa découverte. Au reste peu nous importe de savoir qui le divulga le premier; nous dirons seulement que, depuis sa découverte jusqu'à Smellie, son histoire n'offre rien de particulier.

Cet auteur fut le premier qui donna une description détaillée de cet instrument. Le premier il le porta au dessus du dé-

(1) *Improvement of Midwif*, etc., London 1739.
(2) *Essays*, Edimbourg 1733.
(3) *Cases in Midwif*, etc., London 1734.

troit supérieur; mais il se garda bien de divulguer cette pratique, même devant ses élèves, et lorsqu'il fut forcé par la suite à l'avouer, il les conjura de ne jamais l'imiter; car cet instrument, innocent dans les mains d'un maître, est homicide dans des mains novices. Il faut cependant dire ici en passant que rien n'est aussi commun aujourd'hui que l'application du forceps au-dessus du détroit supérieur; elle est exécutée par les plus minces praticiens des campagnes, même par cette sorte de guérisseurs qu'on appelle *officiers de santé*, et qu'on devrait plutôt nommer *officiers de maladie*.

Le forceps de Smellie, qui est assez petit, n'est pas à dédaigner dans la pratique, surtout dans le cas où la tête du fœtus se trouve déjà engagée dans l'excavation du petit bassin.

Levret, ce génie créateur des instruments, presqu'en même temps que Smellie, a imaginé un forceps beaucoup plus long que le précédent; il le modifia en imprimant une courbure aux cuillers d'un côté, et en fesant la convexité du côté opposé. C'est ce qui fait que ce forceps, en s'adaptant mieux aux divers plans de l'excavation du bassin, peut servir pour aller chercher le vertex au dessus du détroit supérieur. Modifié par divers auteurs, il est employé journellement avec un avantage incontestable.

Parmi les forceps modifiés, nous citerons celui de Flamand, Duges, de MM. les professeurs Delmas père (de Montpellier), Dubois, Capuron, etc., qui sont les plus connus en France. Au reste, chaque praticien peut le modifier à sa fantaisie, ce qui ne fait que très peu au fond; car, ce ne sont pas les diverses modifications qu'on lui imprime qui le rendent plus expéditif pour tout le monde, c'est bien plutôt l'habitude et le savoir-faire de celui qui le manie.

Les cas qui réclament l'application du forceps, sont les suivants, d'après M. le professeur Moreau :

« 1° Lorsqu'on veut achever le mouvement de la tête incomplètement exécuté;

2° Suppléer aux forces épuisées de la mère, après avoir essayé en vain tous les moyens propres à ranimer la contractilité utérine;

3° Remédier à un accident grave survenu pendant le travail, comme une hémorrhagie abondante, syncopes plus ou moins répétées, convulsions du côté de la mère, prolapsus du cordon ombilical du côté du fœtus ;

4° Prévenir les conséquences fâcheuses qui pourraient entraver le travail abandonné à lui-même, dans un cas de hernie irréductible, étranglée ou menacée d'étranglement; d'hémophtysie, d'anévrysme et de grande dyspnée, etc;

5° Enfin, aider la sortie de la tête dans le cas d'un léger défaut de proportions entre elle et les détroits du bassin; ou dans celui d'enclavement (1). »

On recommande généralement de ne faire l'application du forceps que sur la tête de l'enfant, pour ne pas causer des fractures; ce qui pourrait arriver en l'appliquant sur d'autres parties, comme sur le bassin, par exemple.

Cependant, d'après le dire de M. Cazeaux, M. le professeur Stoltz, de Strasbourg, n'observe pas cette règle; il l'applique également sur le pelvis, dans le cas où il est urgent de terminer l'accouchement le plus tôt possible, et que le siége soit déjà engagé dans l'excavation.

Les accoucheurs français veulent en outre qu'on place toujours les branches du forceps sur les côtes pariétales de la tête; cette pratique, quoique généralement suivie en France, n'est pas la nôtre, ne pouvant pas toujours apprécier au juste les positions du vertex qui, à mesure qu'il avance, change par une évolution spontanée avant que d'arriver au détroit inférieur. Dans ce cas j'aime mieux suivre l'exemple des praticiens allemands, ainsi que celui de nos professeurs de Varsovie; et, à l'instart de Saxtorph, Stein, Weidemann, Reisenger, Kluge, Fiattkowski et de tant d'autres, je préfère user de la méthode allemande, qui consiste à appliquer le forceps indifféremment sur les parois de la tête qui se présente, de manière que les concavités des cuillères regardent plus ou moins directement les pubis et leurs convexités, la face concave du sacrum, quelles que soient d'ailleurs la présentation et la position du vertex.

Les accoucheurs du nord prétendent que les diverses positions de l'extrémité céphalique, une fois que le forceps est appliqué, se changent d'elles-mêmes entre les branches en positions obliques pendant les tractions qu'on exerce. Les présentations de la face serviraient de preuve de ce que j'avance,

(1) Moreau, ouvr. cité, t. II, p. 276.

M. le professeur Velpeau (1) soutient que la tête, ainsi prise, se trouve du reste plus solidement fixée que par les pariétaux. Les tractions finissent par basculer le diamètre occipito-frontal; l'occiput se rapproche de la jointure pendant que le front glisse vers l'une des fenêtres du forceps, et la tête se trouve bientôt embrassée de la nuque au bregma. Le détroit inférieur et la vulve elle-même la laisseraient aisément passer dans cet état, en supposant qu'on ne pût pas la ramener dans le diamètre coccy-pubien, ou du moins dans le sens du diamètre oblique.

La préparation préalable de la femme pour l'application du forceps est la même que pour la version. Si l'on est en hiver, on fait chauffer les fers, on les enduit extérieurement d'un corps gras pour les rendre plus glissants. On commence par introduire les doigts de la main droite enduits également à l'extérieur d'un peu d'huile; on prend ensuite la branche mâle ou gauche, ou celle qui est à pivot, avec la main gauche, comme une plume à écrire; on relève premièrement le crochet vers l'aîne droite pour faire entrer la cuillère dans la direction du détroit inférieur; on y va doucement et avec prudence, en choisissant pour agir l'intervalle des douleurs; plus on enfonce, plus l'extrémité de la branche que l'on dirige vers la ligne médiane doit s'abaisser. On pousse la branche au-devant de la symphyse sacro-iliaque plus ou moins profondément, suivant l'excavation dans laquelle se trouve l'extrémité céphalique du fœtus; on l'enfonce jusqu'à ce que son entablement soit arrivé entre les grandes lèvres, dans le cas que la tête se trouve encore au dessus du détroit supérieur; on la dirige alors vers la face interne de la cuisse gauche, et l'on en confie l'extrémité à un aide intelligent, ou on l'appuie contre la parois supérieure et interne de sa propre cuisse, ainsi que je le fais souvent à la campagne, où, non seulement on manque d'aides intelligents, mais encore de personnes assez courageuses.

La plus grande attention doit présider à l'introduction du forceps, pour qu'on ne comprenne pas le bourrelet que forme souvent le col entre les serres du forceps et la tête, principale-

---

(2) Velpeau, ouvr. cité, t. II, p. 364.

ment dans le cas où le vertex n'a pas encore franchi l'orifice.

L'introduction de la branche droite ou celle qui est à mortaise ou femelle ne se fait pas avec moins de précaution, mais au contraire souvent avec un peu plus de difficulté. On se sert de la main droite et l'on fait glisser la cuillère sur les doigts, préalablement introduits, de la main gauche; ici l'on se conduit à l'inverse de ce qu'on fait pour l'introduction de la branche gauche, la manœuvre étant d'ailleurs absolument la même.

Il est bon qu'un aide soutienne le bas-ventre de la femme, le repousse en bas avec ses deux mains pour approcher davantage le vertex, et le fixer pour ainsi dire, surtout lorsqu'il est mobile et au dessus du détroit supérieur.

Etant parvenu à la profondeur de la première cuillère, on réunit les deux branches; ce qui souvent est très difficile à faire lorsque la présentation est diagonale.

Pour raffermir plus solidement la réunion des deux branches, on se sert de la clé du forceps, ou simplement d'un de ces couteaux à vis qu'on trouve partout en cas de besoin.

Avant de tirer sur l'enfant on fait exécuter à l'instrument des mouvements de va et vient dans la direction des axes du bassin; on introduit même quelques doigts pour être plus sûr de la bonne application. On enveloppe l'extrémité du forceps avec une serviette, on place la main droite en dessus et près des crochets; la gauche, en dessous, saisit la racine des cuillers au-delà du pivot, lorsqu'on doit tirer dans l'axe du détroit supérieur; mais on doit placer les mains à l'inverse dès que l'on commence à agir dans le sens de l'axe du détroit inférieur.

Dans le cas que la tête soit trop solidement fixée au détroit supérieur et se trouve comme enclavée, on tâche premièrement de l'ébranler comme on fait lorsqu'on veut arracher un clou. On tire d'abord en bas et en arrière, une fois qu'on est parvenu à réduire en position entéro-postérieure; en tirant alors, on porte les manches du forceps alternativement de droite à gauche jusqu'à ce que les bosses pariétales aient traversé le diamètre ischiatique. La tête étant descendue dans le petit bassin, on relève les branches du forceps et l'on tire de bas en haut pour mieux accommoder le vertex à l'excavation du détroit.

Dès que la tête est arrivée à la vulve, et si les contractions utérines sont assez fortes, quelques accoucheurs laissent la terminaison aux efforts expulsateurs de la nature; mais une conduite pareille n'est pas prudente, surtout lorsqu'il existe quelque complication ou incident grave qui avait exigé l'emploi du forceps; ceci ne peut pas se faire dans la pratique ordinaire, car si l'on fesait sortir les cuillers sans que le vertex eût franchi la vulve, on serait réputé par les braves gens des campagnes, surtout, avoir manqué son coup.

Lorsque l'occiput correspond au sacrum et le front au pubis, il n'y a pas de différence dans la méthode opératoire, si ce n'est que dans le premier temps des tractions il n'est pas nécessaire d'abaisser les manches, tant que le vertex se trouve dans le détroit supérieur; du reste la manœuvre est la même que dans le cas précédent.

On peut avoir recours à l'application du forceps, non seulement lorsque la tête se présente la première, mais encore lors de la présentation du pelvis, dans le cas que le corps soit sorti et que la tête soit retenue au-dessus du détroit supérieur. Alors, disent les uns, on doit abaisser le tronc du fœtus et introduire les branches du forceps par les côtés; on doit soulever le corps, d'après les autres, et placer le forceps au devant du sternum. La conduite ultérieure à tenir pendant les tractions n'est pas différente de celle que nous avons exposée plus haut, si ce n'est qu'ici on doit agir avec plus de douceur et de prudence, pour ne pas causer des luxations du cou; ce qui ne manquerait pas d'arriver si l'on imprimait des mouvements brusques d'un côté à l'autre.

Si la tête se trouve au détroit supérieur, on ne doit jamais négliger d'aller la chercher avec les doigts, de l'accrocher par la maxillaire inférieure, de tâcher de la faire descendre, en se conduisant comme nous l'avons dit dans la version pour terminer le travail, et ce n'est que dans le cas d'impossibilité que l'on recourt à l'application du forceps.

C'est principalement dans les diverses positions de la présentation de la face qu'on peut éprouver des difficultés plus ou moins grandes dans l'extraction; dans ces cas on doit recourir à la manière d'agir des accoucheurs français: ainsi, lorsque la face est engagée dans l'excavation, même dans le détroit périnéal, et qu'on est forcé de terminer promptement le travail puerpéral, dans la position mento-iliaque gauche, on doit placer la branche mâle en arrière et à gauche, au-devant de la symphyse sacro-iliaque gauche, la branche femelle derrière l'arc antérieur droit du bassin.

Après l'articulation, la concavité des cuillers doit regarder en avant et à gauche; avant de commencer les tractions, on imprime au forceps un mouvement de rotation de gauche à droite et d'arrière en avant, pour ramener le menton derrière la symphyse. On tire directement en avant et un peu en bas pour forcer le menton à se dégager de dessous le pubis; après avoir opéré ce dégagement, on relève le forceps en exerçant des tractions pour faire éprouver à la tête son mouvement de flexion ou de dégagement.

Dans la position mento-postérieure, en tirant sur la tête on convertit la position de la face en celle du sommet; on tirera pour cela autant que possible en arrière, afin d'agir principalement sur le vertex, jusqu'à ce que l'occiput ait été abaissé au-dessous de la symphyse des pubis.

Lorsque la position mento-sacrée est directe, avant que de commencer à tirer on doit imprimer un mouvement de rotation; ce qui fait porter le menton dans la grande échancrure ischiatique droite ou gauche.

En résumé, le forceps ne peut être appliqué avec avantage que sur la tête, dans l'intention de l'entraîner et de diminuer jusqu'à un certain point son volume. On ne doit le mettre en usage que lorsqu'il y a une nécessité absolue, que le col utérin est suffisamment dilaté ou dilatable pour laisser sa libre intromission, et que la tête n'est plus libre et mobile au-dessus du détroit supérieur. De préférence on doit l'appliquer selon la méthode allemande qui est la plus facile et la plus simple; si toutefois on éprouvait de grandes difficultés dans l'extraction et qu'il n'y eût point d'avancement, au lieu de s'obstiner à tirailler, de toute force, il est bien plus prudent de suivre la pratique des accoucheurs français, de tâcher d'abord de réduire la position du vertex le plus favorablement possible, ensuite d'appliquer le forceps sur les pariétaux.

On doit abaisser une cuillère et élever l'autre pour faire en sorte que les plus grands diamètres de la tête répondent à ceux du bassin de la femme, et, en exécutant les tractions, aider les évolutions que la tête doit opérer dans l'excavation, ainsi que dans le détroit périnéal ; on doit par conséquent agir selon l'axe du détroit dans lequel se trouve l'extrémité céphalique.

On comprend, d'après ce que je viens de dire, que dans la pratique il peut arriver mille circonstances particulières qui exigent une modification différente de l'application du forceps et où l'on est obligé d'enfreindre les règles générales de l'art; c'est au savoir et à l'habitude de celui qui opère qu'il faut souvent s'en rapporter.

DE L'ACCOUCHEMENT PRÉMATURÉ ARTIFICIEL.

L'accouchement prématuré artificiel appartient encore à cette série de manœuvres obstétricales qui n'intéresse pas les parties du fœtus ni celles de la femme ; il doit par conséquent trouver sa place ici.

On donne le nom d'accouchement *prématuré* artificiel à l'accouchement provoqué par l'art, *avant le terme* ordinaire de la grossesse, mais à une époque où le fœtus est déjà viable; c'est par conséquent pour conserver ses jours, ainsi que ceux de la femme, qu'il faut le pratiquer, afin de prévenir le danger que courrait cette dernière si l'on attendait jusqu'au terme complet de la gestation.

Ce fut en 1756, à Londres, qu'il fut décidé par les célébrités médicales que dans le cas d'étroitesse absolue l'accouchement prématuré artificiel était une chose, non seulement avantageuse, mais approuvée par la morale.

La gloire de confirmer cette sentence par la pratique fut dévolue à Macaulay; le premier il fit voir jusqu'à la dernière évidence la justesse et l'excellence de ce précepte, qui fut généralement admis, après des débats prolongés et opiniâtres, par les accoucheurs allemands, italiens, hollandais, polonais, américains, et en dernier lieu par ceux de France; car, malgré l'esprit d'opposition de quelques élèves de l'école de Baudelocque, l'accouchement prématuré artificiel est préconisé aujourd'hui par MM. Stoltz, Dezeimeris, P. Dubois, Velpeau, Moreau, Cazeaux, Chailly, Nichet, Villeneuve; et, si ma mémoire est fidèle, je crois l'avoir entendu professer en 1834 par mon savant maître, M. le professeur Delmas père, à Montpellier.

Il ne reste par conséquent aujourd'hui en France pas le moindre doute, non seulement sur son utilité, mais encore sur sa nécessité absolue et son inocuïté, pour la mère, et même pour l'enfant, dans la plupart des cas où il est pratiqué à propos et dans le temps voulu. Quel avantage immense n'a-t-il pas sur toutes ces opérations meurtrières qui tuent le fœtus ou la mère?...

Avant que d'entreprendre son exécution, on doit savoir au juste le degré de rétrécissement au delà duquel l'accouchement n'est plus pratiquable, et jusqu'à quel degré de rétrécissement on peut étendre son usage. C'est ainsi que lorsque le plus petit diamètre du bassin entéro-postérieur offre au moins six centimètres et demi chez les femmes qui ont déjà accouché artificiellement par l'embryotomie, l'opération césarienne ou autres, et chez celles dont le diamètre entéro-postérieur contient jusqu'à huit à neuf centimètres, on doit le tenter.

Il serait également à désirer de pouvoir savoir au juste les dimensions qu'offre la tête du fœtus; or, M. le professeur Stoltz nous enseigne là-dessus que « de la trente-deuxième à la trente-troisième semaine le diamètre bipariétal, celui qui le plus souvent correspond à l'entéro-postérieur du bassin de la femme, offre sept centimètres; de la trente-quatrième à la trente-cinquième, huit centimètres; de la trente-sixième à la trente-septième, huit centimètres et demi. »

Comparez maintenant les diamètres du bassin avec ceux de la tête du fœtus, et vous verrez que c'est à sept mois révolus et dans la première quinzaine du huitième que l'on doit l'effectuer; à cette époque le diamètre bi-pariétal étant, terme moyen, de six centimètres et demi à sept centimètres, d'après MM. Stoltz et Dubois, il faudra donc que le plus petit diamètre du bassin offre au moins sept centimètres : c'est la dernière limite au dessous de laquelle on ne doit plus penser à l'accouchement provoqué. Toutefois il est vrai de dire que le premier enfant est presque toujours moins volumineux que ceux qui lui viennent après; il est également vrai que les fœtus jumeaux, lorsqu'on peut s'assurer de leur présence, sont toujours plus petits que s'il n'y en avait qu'un seul. D'un autre côté quelques millimètres de plus ou de moins n'empêchent pas la parturition normale, principalement chez les primipares, par la réduction des os de la tête du fœtus; mais lorsqu'on est dans l'incertitude, il vaut bien mieux entreprendre quelque chose que de ne rien faire, comme disait Celse : une raison de plus si l'on est sûr du terme de la grossesse, on ne tue pas l'enfant sans exposer non plus les jours de la mère. C'est au reste la manière de voir de MM. Stoltz, Velpeau et Cazeaux.

Dans le cas que le rétrécissement du plus petit diamètre du bassin de la femme offre moins de six centimètres et demi, les accoucheurs du nord pensent avec juste raison qu'on doit provoquer un avortement, plutôt que de laisser venir la grossesse à son terme, pour faire subir à la mère l'opération césarienne. Il n'y a pas le moindre doute qu'il vaut mieux conserver la mère que d'exposer ses jours pour un être qui n'existe pas encore ou dont la vie est encore en litige.

Outre les divers vices du bassin occasionnant un rétrécissement considérable de ces diamètres qui indiquent l'accouchement prématuré artificiel, quelques auteurs le conseillent également dans le cas où il existe une ou plusieurs tumeurs volumineuses adhérentes à desparois de l'excavation pelvienne, principalement de nature osseuse ou d'autres, et lorsqu'il n'y a possibilité de les refouler à l'intérieur ou de les attirer en dehors, ce qui exige une opération sanglante lorsqu'on attend jusqu'au terme de la grossesse.

Dans le cas que la femme soit atteinte d'une maladie chronique grave, comme un anévrysme du cœur, de la phtisie tuberculeuse, de l'hydrothorax ou de quelques maladies inflammatoires de l'utérus, qui menacent les jours de la femme, il est bien préférable de recourir à l'accouchement prématuré artificiel, que de laisser périr deux êtres à la fois; car jamais je n'ai vu couronner de succès l'opération césarienne pratiquée après l'expiration, même immédiate, de la femme.

D'un autre côté il est certain qu'on ne doit recourir à cette manœuvre obstétricale qu'autant qu'on est bien assuré des dimensions du bassin, du terme de la grossesse, et de la réalité du danger qu'il y aurait pour la mère et l'enfant, si l'on abandonnait la gestation à sa durée normale. On ne doit pas la pratiquer non plus si l'on reconnaît que le détroit vicié est plus large d'un côté que de l'autre, et que dans la première couche l'occiput se soit engagé par le côté resserré, attendu que si la tête est ramenée ou se présente dans le sens opposé, elle pourra quelquefois passer sans trop d'efforts.

PROCÉDÉS OPÉRATOIRES.

Parmi les divers moyens proposés pour exécuter l'accouchement artificiel prématuré, deux procédés méritent surtout l'attention du praticien : celui *par ponction de l'œuf*, qui est le plus ancien et qui vient d'être modifié par M. Meisner, de Leipzig; et celui *par dilatation graduelle forcée*, qui reconnaît pour inventeur Kluge.

Premier procédé. — Macaulay, qui pratiqua le premier cette opération, en 1756, a perforé les membranes à la partie inférieure de l'œuf, laissé écouler les eaux amniotiques pour exciter les contractions utérines; lesquelles furent entretenues par les frictions sèches pratiquées sur le bas du ventre, par les titillations du col. A tout ceci quelques auteurs ont adjoint l'usage du seigle ergoté, une fois que le travail a déjà été assez avancé. Cette pratique, toute rationnelle qu'elle est, à cause d'un écoulement rapide du liquide amniotique, contribuait sans aucun doute au résultat défavorable de l'opération; car très souvent tout en sauvant la mère on ne garantissait pas la vie de l'enfant.

Pour obvier à cet accident, M. Meisner, de Leipzig, a modifié ce procédé de la manière suivante :

Au lieu de ponctionner l'œuf à son extrémité inférieure, il le perfore à sa partie la plus élevée. Il se sert pour cela d'une canule en argent, longue de trente-deux centimètres et demi, de deux à trois millimètres d'épaisseur, et courbée exactement comme une portion du cercle de quarante centimètres de diamètre, pour s'accommoder à la courbure de l'axe pelvien. A l'extrémité inférieure du côté convexe il existe un anneau pour indiquer la direction de la courbure après son introduction dans l'excavation. On y adapte deux mandrins, dont l'un se termine supérieurement par un bouton olivaire, et l'autre par un trois-quarts; ils ont tous les deux à leur extrémité inférieure un bouton plat, pour servir de point d'arrêt.

Le bout olivaire ne doit dépasser la canule que de quatre millimètres ; il sert à faciliter l'introduction de la canule. L'extrémité supérieure du second, pour pouvoir ponctionner, doit faire saillie d'au moins un centimètre.

La femme étant debout, ou encore mieux lorsqu'elle est couchée, l'opérateur introduit d'abord la main gauche dans le vagin jusqu'à l'intérieur du col, et sur la face palmaire de l'index, et dirige la canule munie du mandrin olivaire, en la poussant dans l'orifice jusqu'à ce qu'elle franchisse l'orifice externe et l'interne ; une fois qu'ils sont dépassés, elle chemine plus facilement à la hauteur de vingt-sept centimètres au dessus du col. Il est inutile de dire que sa convexité doit regarder le plan antérieur du sacrum.

On s'assure ensuite si l'extrémité de la sonde n'appuie sur aucune partie du fœtus ; cela connu, on change de mandrin, on retire l'olivaire et on le remplace par celui du trois-quarts, avec lequel on perfore les membranes. L'opération faite, on le retire également, et on laisse couler au moins soixante grammes de liquide amniotique; après quoi on sort la canule elle-même. De sorte qu'en fesant, tantôt marcher, tantôt coucher la femme, il s'opère un écoulement continuel des eaux, lesquelles en diminuant de quantité provoquent les contractions utérines et la dilatation graduelle des orifices du col. L'accouchement a lieu au bout de trente-six à quarante-huit heures. Si le travail n'avançait pas ou qu'il y eût, soit mauvaise position de la part du fœtus, soit quelques vices du bassin de la femme qui missent obstacle, M. Meisner recommande d'intervenir, comme dans un accouchement à terme, pour l'achever.

Deuxième procédé. — Kluge s'est avisé d'un autre moyen très simple et fort ingénieux pour atteindre le même but : c'est d'opérer la dilatation forcée graduelle du col sans percer les membranes, de provoquer, plutôt que de forcer, l'accouchement. Quelques soins préliminaires sont nécessaires avant que d'employer ce procédé; c'est ainsi qu'on fait prendre à la femme de grands bains, des injections émollientes et narcotiques pendant plusieurs jours d'avance ; on vide le rectum et la vessie. La femme doit être placée à peu près comme pour l'application du forceps. Alors l'accoucheur cherche à s'assurer de la position du col ; il le ramène au centre de l'excavation pelvienne, au moyen des doigts de la main gauche, et il le fixe. Le long de la face palmaire des doigts de la main qui se trouve dans le vagin, on glisse un cône d'éponge préparée et qui offre au moins cinq centimètres de longueur et un centimètre et demi de diamètre à sa base, à laquelle est attaché un cordonnet de vingt-sept centimètres de longueur. On saisit le tout par la base avec une longue pince, et on le dirige vers l'orifice de la matrice, dans lequel on l'engage ; bien doucement on le pousse dans le col, et on l'y fixe pendant cinq à six minutes ; après quoi on retire la pince, et le spéculum si l'on s'en est servi ; à la place de cela on met dans le vagin une grosse éponge ou des tampons de charpie destinés à retenir le cône d'éponge qui est engagé à l'intérieur. On assujétit le tout avec un sous-cuisse, et on replace la femme dans son lit, où elle doit être couchée sur le dos horizontalement ; sa tête ne doit pas être plus élevée que le restant du corps.

L'éponge préparée, à mesure qu'elle s'imbibe des mucosités du vagin et du col, acquiert un volume plus considérable, dilate forcément l'orifice, et l'irrite en même temps : cette irritation réagit sur les fibres du corps de l'utérus, et détermine, au bout de cinq à sept heures, des contractions qu'on soutient jusqu'à la dilatation suffisante à l'accouchement. Dans le cas qu'elles cessent ou que l'on n'obtienne que fort peu d'avancement au bout de vingt-quatre heures, on place pour activer le travail une autre éponge en cône ayant le double du volume de la première, et même une troisième s'il le fallait; toutefois, comme je l'ai déjà dit plus haut, on peut aider les contractions par les frictions sèches sur le bas-ventre, par l'usage du seigle ergoté à l'intérieur.

Ce dernier procédé est généralement suivi de nos jours, à cause de sa simplicité et de l'infaillibilité, pour ainsi dire, de son usage.

Depuis que l'accouchement prématuré artificiel est introduit et répandu dans la pratique, plus d'un millier de femmes et d'enfants doivent leur vie à cette manœuvre obstétricale ; mais on n'est pas toujours prévenu à temps des vices que le bassin d'une femme nouvellement mariée peut offrir : ce sexe aimable, si intelligent, si dissimulé, sait si bien cacher ses défauts, que si l'on ne le juge que par les apparences, si on ne le croit que sur parole, on en est toujours dupe ; les hommes, même les plus expérimentés, peuvent être induits en erreur ; souvent ce n'est qu'au terme de la grossesse que notre secours est réclamé. Alors il n'est plus temps de penser à ce qu'on aurait pu faire, il ne faut s'occuper que de ce qu'on doit entreprendre actuellement. Si le rétrécissement est tellement prononcé, que ni la version, ni l'application du forceps ordinaire ne peuvent pas avoir lieu, dans ce cas il faut sacrifier le fœtus pour sauver la mère, ou faire subir à cette dernière des opérations plus ou moins sanglantes qui mettent ses jours en grand danger pour conserver ceux de son produit de conception.

Plus d'une fois je me suis prononcé dans cet ouvrage sur ce qu'il convient de faire dans cette circonstance ; mais avant que d'adopter telle ou telle autre décision, il est nécessaire de savoir au juste le degré de rétrécissement des divers diamètres du bassin : sur quoi je me suis assez étendu dans l'article précédent, et principalement dans celui où j'ai parlé des vices du bassin : je ne dois par conséquent pas y revenir.

Lorsqu'un bassin n'a que cinq centimètres ou encore moins, il n'y a pas une lueur d'espérance d'un accouchement possible ; on doit alors aviser aux moyens énergiques pour sa terminaison ; il faut également s'assurer de la vie du fœtus, car souvent c'est de là que dépendra le choix de la méthode opératoire.

Depuis l'application du stéthoscope à l'art obstétrical, il est bien plus facile de constater la vie ou la mort du fœtus ; tandis qu'auparavant l'incertitude régnait partout, car la possibilité des mouvements de l'enfant dans l'utérus surtout dans les derniers mois de grossesse, des malaise, le mauvais goût de pourriture, l'anorexie, les vomissements glaireux, l'engorgement lacté des seins et leur flacidité, l'exhalation d'une odeur putride du vagin, l'écoulement prématuré des eaux amniotiques teintes de méconium, ne prouvent pas suffisamment la mort du fœtus. Mais lorsque l'auscultation ne nous fait entendre aucun bruit, pas plus celui du cœur de l'enfant que celui du placenta; que les doigts introduits dans l'intérieur de l'utérus pouvant atteindre le cordon ombilical n'y aperçoivent, pas plus dans l'intervalle que durant les contractions, aucun battement pendant plus d'une demi-heure d'exploitation; qu'en sortant ils emportent l'épiderme de partout où ils touchent; il est certain que le fœtus ne vit plus. Dans ce cas, il serait plus que cruel, et plus que barbare même, de faire subir une opération césarienne ou tout autre à la malheureuse femme. C'est dans cette circonstance seulement que les accoucheurs français se décident à pratiquer les opérations sur les diverses parties du corps du fœtus pour diminuer son volume, afin de l'extraire. Les accoucheurs du nord, principalement ceux d'Angleterre, préfèrent presque toujours conserver la vie de la femme et sacrifier celle de son produit, s'il n'est pas permis de les sauver tous les deux.

Les opérations qui se pratiquent sur le fœtus sont l'application du crochet aigu, la céphalotomie ou craniotomie, la céphalotripsie, et l'embryotomie.

DU CROCHET AIGU.

Le crochet aigu est une tige d'acier que supporte un manche en bois taillé à pans. Cette tige se termine par une pointe arrondie ou aplatie et triangulaire, tantôt simple, tantôt double, représentant alors une espèce de pinces aigues, le plus souvent libres; renfermées quelquefois dans une gaîne pour ne pas blesser les doigts de l'accoucheur.

Cet instrument fut souvent employé par les anciens; de nos jours, son usage s'est bien restreint, principalement depuis que les autres manœuvres obstétricales sont devenues familières, non seulement aux accoucheurs, mais encore aux sages-femmes. Au reste, les cas qui exigent son application sont devenus plus rares; en effet, on ne doit y recourir que lorsqu'on est obligé de terminer l'accouchement le plus tôt possible, ou que quand un accident ou une maladie de la femme s'oppose à l'application du forceps ou à la version ; enfin lorsqu'après la mort du fœtus la putréfaction de son corps, et principalement de sa tête, est tellement grande, que le forceps ne saurait y trouver assez de prise pour l'entraîner, ainsi que dans le cas de détroncation du fœtus, si après la sortie du corps la tête était restée dans la matrice.

Le crochet aigu s'applique principalement sur la tête, et parfois sur le tronc. Dans le premier cas, on tâche d'abord de trouver un point d'appui assez solide pour résister aux tractions qu'on doit exécuter, comme sur l'occiput, sur l'apophyse mastoïde, sur le front et dans l'orbite, d'après le conseil de quelques auteurs; en sorte qu'autant que possible son diamètre occipito-mentonnier n'abandonne pas les axes du bassin, et que la tête se maintienne dans son état de flexion naturelle. Après la détroncation, on peut le placer dans l'intérieur du crâne, sur le rocher ou sur l'apophyse basilaire. Lorsqu'il s'agit de le mettre sur le tronc, on choisit le sacrum et les os du bassin pour le point d'implantation.

L'introduction du crochet aigu demande beaucoup de précaution. On fait entrer premièrement, la main gauche dans le vagin, et même jusque dans la matrice; on cherche à reconnaître les parties de la tête, ses bosses, ses fontanelles et ses sutures; ceci reconnu, on glisse le crochet aigu le long de la face palmaire de la main et des doigts, vers lesquels on tourne sa pointe, et ce n'est que quand il est parvenu à l'endroit où il doit être implanté qu'on le fait tourner sur son axe, et on le fixe en appuyant avec un doigt sur sa convexité, qu'on abandonne pas un seul instant, de crainte qu'en s'échappant, il ne blesse les organes génitaux de la mère; avec l'autre main ou tire sur lui; s'il glissait en déchirant, on le fixerait dans un autre endroit plus solide. Dans le cas que la tête remonte à mesure qu'on cesse les tractions, on peut avoir recours à un second crochet, comme le recommandent Duges et M. Velpeau; on pourrait se servir avec avantage du *terebellum* du premier de ces auteurs, qui est une sorte de perce-crâne à l'instar d'un tire-fond.

DE LA CÉPHALOTOMIE.

Lorsque le rétrécissement du bassin est trop considérable, ou que le volume de la tête est au-dessus des dimensions ordinaires, ce qui met un obstacle insurmontable à la parturition, même avec le forceps ou le crochet aigu; dans ce cas on a recours à une opération particulière, qu'on appelle *céphalotomie* ou *craniotomie*. Elle ne se pratique en France que sur le fœtus non viable, ou après sa mort.

La craniotomie consiste dans l'ouverture du crâne, au moyen d'un bistouri droit ou des ciseaux de Smellie, ciseaux à longues branches, très acérés à leur pointe, tranchants sur leurs bords externes.

On place la femme comme pour la version ou l'application du forceps; on introduit la main gauche la première, on tâche avec les doigts de trouver les fontanelles, ou du moins quelques sutures, la sagitale de préférence, s'il est possible; c'est le milieu du vertex que les auteurs recommandent de choisir pour ponctionner.

On glisse de la même manière le bistouri ou les ciseaux de Smellie et avec les mêmes précautions que le crochet aigu. Une fois arrivé sur le point voulu, en les dirigeant constamment sur la pulpe d'un doigt, on les enfonce dans la suture, on les conduit de telle sorte, que les tranchants répondent à la longueur de la suture; en éloignant l'autre extrémité des branches, on fait une incision plus ou moins large; après quoi on tourne les bords tranchants en travers de la première direction, et l'on fait une seconde incision, ce qui forme une croix. On retire les ciseaux, et l'on vide le cerveau au moyen d'une curette, ou en fesant des injections d'eau tiède avec une seringue à longue canule; et, selon l'opportunité du cas, on termine l'accouchement par l'application du forceps, du crochet aigu, ou bien on le laisse aux efforts expulsateurs de la nature.

On procède de la même manière, lorsque, soit à cause d'une putréfaction du fœtus, soit à cause des tractions immodérées sur le tronc, en exécutant la version; soit à cause de l'obligation où l'on serait de séparer la tête du tronc, et si celle-ci est restée dans l'intérieur de la matrice, d'où il n'y a pas moyen de la faire sortir avec la main ni avec le forceps. Seulement, ici il faut qu'un aide robuste appuie fortement sur le bas-ventre de la femme, pour engager la tête, la fixer dans le détroit, à l'effet de pouvoir pratiquer la craniotomie, ainsi que l'application du crochet pour son extraction entière.

Le séjour prolongé d'un corps étranger putréfié dans l'intérieur de l'utérus, attire des suites trop fâcheuses pour attendre la putréfaction du cerveau, par cela même la diminution du crâne, et son expulsion par les seuls efforts de la nature. Il vaut bien mieux pratiquer la céphalotomie, puisqu'on est après, que de laisser endurer toute sorte d'angoisses à une pauvre femme qui, à la fin, est victime d'une expectation prolongée et inutile.

DE LA CÉPHALOTRIPSIE.

Par quelques mains habiles que soit pratiquée la céphalotomie, c'est une opération toujours fort grave, non seulement pour le fœtus, qui est sacrifié, mais encore pour la mère, qui souvent périt de ses suites. Déjà les anciens possédaient des forceps à dents, qui, en s'implantant sur la circonférence du crâne, la comprimaient jusqu'à un certain point, et diminuaient par conséquent son volume. Pour prévenir les accidents funestes de la craniotomie, M. Baudelocque, le neveu du célèbre accoucheur, imagina un forceps *céphalotribe* destiné à l'écrasement de la tête, et à son extraction.

Ce forceps, depuis son origine, fut modifié par divers praticiens, pour le rendre plus accommodant aux détroits du bassin.

Le forceps céphalotribe de M. Baudelocque, comme on le sait, se compose de deux branches très longues, dont les cuillères n'ont pas de fenêtre; elles sont un peu moins courbées que celles du forceps ordinaire: étant rapprochées, elles peuvent traverser facilement un diamètre de cinq centimètres. Les deux branches s'articulent par leur partie moyenne. Une fois articulées, on peut serrer à volonté les cuillères, au moyen d'une vis de rappel placée à l'extrémité des manches, et mise en jeu par un levier puissant. M. Cazeaux imprima une courbure plus grande sur les bords du forceps, au niveau de l'articulation; il mit une entablure plus large, ce qui permit des mouvements latéraux dirigés par une vis régulatrice, qu'on fait agir à volonté, et dont l'extrémité, appuyant sur le pivot, peut donner à la base des cuillères un écartement beaucoup plus considérable qu'à leur extrémité; de manière qu'une fois la tête saisie, elle ne peut plus s'échapper ni fuir des cuillères pendant les tractions, puisque cette extrémité offre un écartement beaucoup moins considérable qu'à leur partie moyenne, et surtout à leur base. Le céphalotribe, ainsi modifié, offre un cône dont la base répond à la partie articulaire, et le sommet à l'extrémité des branches; tandis que le forceps céphalotribe primitif présentait un cône dont la base était à son extrémité, et le sommet à l'articulation.

L'application du forceps céphalotribe se fait de la même manière que celle de l'ordinaire, et avec non moins de précautions, surtout pour qu'aucune partie des organes de la femme ne soit comprise entre les serres. Les bords concaves doivent regarder le pubis; on le place par conséquent sur les côtés du bassin; on le fait pénétrer le plus profondément possible, après quoi on s'assure de son bon placement avant que de l'articuler. Cela fait, on exerce une forte pression sur la tête, à l'aide de la manivelle qui se trouve à l'extrémité des branches; l'une d'elles est un peu plus longue que l'autre.

La réduction de la tête étant arrivée à un degré désiré, on tire dessus pour l'engager dans l'excavation, et l'on continue à agir comme dans l'application du forceps ordinaire jusqu'à la terminaison.

Ce n'est que dans les cas où le plus petit diamètre du bassin offre cinq centimètres au moins, qu'on peut espérer quelque avantage de l'application du forceps céphalotribe. Passé cette dernière limite il ne faut plus compter sur lui; dans ces cas, l'embryotomie ou l'opération césarienne, si l'enfant est en vie, est préférable.

DE L'EMBRYOTOMIE.

Si le rétrécissement du bassin est à tel point, qu'après avoir pratiqué la craniotomie ou la céphalotripsie, il n'est pas possible de faire extraction du tronc du fœtus, on procède alors à l'opération connue sous le nom d'*embryotomie*, qui consiste dans un dépècement, un morcellement du corps entier du fœtus dans le sein de sa mère, d'où on le retire par morceaux, par lambeaux, les uns après les autres.

Cette opération fut très souvent pratiquée dans les siècles barbares, où les arts et les sciences étaient encore au berceau; graces aux nouveaux progrès, et principalement à l'invention du forceps céphalotribe, les cas qui exigeaient jadis son application sont devenus bien rares aujourd'hui.

La position de la femme, pour cette opération, est la même que pour toutes celles que je viens d'exposer plus haut. Jamais opérateur ne doit agir au hasard; les instruments qu'il introduit dans l'intérieur des organes génitaux de la femme, doivent être guidés sur les doigts d'une main préalablement placée dans l'utérus; pas la moindre incision ne se fait sans être sentie et accompagnée par les doigts de l'accoucheur.

Les instruments nécessaires à cette opération sont très variables. La plupart de ceux qui ont servi pour la craniotomie trouvent encore ici leur place, comme les bistouris droits, les ciseaux droits et courbes, tranchants à leurs bords externes pour pratiquer premièrement la céphalotomie, ne tranchant rien qu'en dedans pour servir à diviser, dans la suite de l'opération, les parties du corps. Les crochets aigus sont d'une grande utilité.

Il serait impossible de donner ici des règles du manuel opératoire, qui dépendent souvent du volume du fœtus, de ses présentations, du degré de rétrécissement du bassin, et de mille autres circonstances imprévues qui forcent à recourir à l'emploi de tel ou tel autre procédé.

On peut cependant dire qu'habituellement on commence par la céphalotomie, qu'ensuite on détache la tête d'après la méthode de Celce. On s'assure premièrement du lieu qu'occupe le cou, avec la main gauche si la tête est à droite, et avec la droite si elle est à gauche; on applique l'indicateur en forme de crochet sur la région cervicale, on l'attire en bas pour la rendre plus accessible; après quoi l'on saisit de longs ciseaux modérément courbés sur leur plat, à lames épaisses et bien tranchantes, et on les fait glisser sur la face palmaire de la main introduite jusqu'au cou de l'enfant. Alors en écarte légèrement les lames pour engager une partie du cou entre elles; et, par les petites incisions répétées, on divise successivement le cou; la tête étant détachée, on la sort dehors au moyen d'un crochet.

Par la suite on cherche les moignons des épaules, qu'on désarticule au moyen d'un bistouri courbe ou des ciseaux; lorsqu'ils sont sortis on tire sur le tronc avec les doigts ou avec le crochet, dans l'extraction duquel si l'on éprouvait une grande peine, on le diviserait en deux, ainsi que le bassin du fœtus. Quant aux membres inférieurs on les dégagerait en les, fesant venir au moyen du crochet aigu.

On ne saurait jamais assez recommander la prudence et les précautions, pour ne pas blesser les organes génitaux de la mère, pendant une opération aussi délicate que pénible et longue; heureusement elle se pratique si rarement, que ce n'est que dans les traités de cet art qu'on en trouve quelques détails, la pratique ne fournissant pas souvent l'occasion de mettre en usage les préceptes théoriques.

Il existe des cas particuliers, ainsi que des pays, dans lesquels on donne la préférence aux opérations qui se pratiquent sur la femme, principalement lorsque le fœtus offre des signes indubitables de vie, sur celles que je viens de décrire.

C'est toujours dans le rétrécissement essentiel ou accidentel des diamètres de divers détroits du bassin que l'on a conseillé certaines opérations dont les unes ont pour but d'agrandir les diamètres des voies naturelles (symphyséotomie); les autres de créer de nouvelles voies pour l'extraction du fœtus (opération césarienne). Il est certain que si l'on ne regarde que les intérêts de ce dernier, la deuxième manière de faire lui serait très favorable, plus que tout accouchement artificiel, et même plus que le naturel; mais on ne doit jamais mettre en balance sa vie avec celle de sa mère, qui fait partie de la société et qui a tant de titres, tant de droits sacrés à nos égards, pour veiller à sa conservation.

Les opérations que l'on pratique sur la femme sont donc la *symphyséotomie* et l'*opération césarienne.*

DE LA SYMPHYSÉOTOMIE.

La symphyséotomie est une opération dans laquelle on pratique la section du fibro-cartilage qui unit ensemble les deux os pubis.

Les anciens cherchaient déjà le ramollissemeut de l'articulation du pubis dans les cas d'étroitesse du bassin pendant l'accouchement (1). Plenck et Sylvius, d'après Lauverjat (2), ont pratiqué la symphyséotomie sur les cadavres; mais per-

---

(1) Fernel, S. Pinau, Opuscul. physiol., in-8, paris 1590.
(2) Nouvelle Méthode, etc., p. 194.

sonne avant Sigault ne l'a proposée ni exécutée sur la femme vivante.

Dans la dernière moitié du dix-huitième siècle, Sigault (1), encore élève, communiqua sa découverte à l'académie de Chirurgie de Paris, qui n'a pas seulement daigné y prêter son attention. Sigault, devenu maître, fit l'application de sa théorie à la pratique, en présence d'Alphonse Leroy, avec un plein succès. Depuis lors sa méthode commença à jouir d'une vogue générale, jusqu'à tel point qu'il y eut un moment où l'on voulut la substituer à l'opération césarienne dans tous les cas d'angustie pelvienne ; mais le temps, vérificateur des idées préconçues, a restreint son usage de manière qu'on ne l'emploie plus que dans le cas où l'enfant est vivant et viable, que l'étroitesse du bassin n'est que de six centimètres et demi à huit centimètres, que la tête s'est plongée dans l'excavation pelvienne à ne pouvoir plus ni avancer ni reculer, à cause d'un rétrécissement simultané du détroit périnéal et du détroit abdominal. Enfin lorsqu'il y a une exostose ou une tumeur solide quelconque placée latéralement d'une saillie de la cavité cotyloïde et dans le resserrement des diamètres transversaux et obliques.

Les expériences postérieures ont démontré qu'au moyen de cette opération on ne peut pas obtenir de plus fort agrandissement du diamètre entéro-postérieur, que d'un à deux centimètres; et que l'écartement, de plus de cinq centimètres, des pubis, entraîne des conséquences très fâcheuses pour la mère; mais si l'on ne gagne que peu dans l'agrandissement du diamètre sacro-pubien, on l'élargit jusqu'à cinq à six centimètres dans les obliques, et principalement dans les dimensions du transversal. Au reste, si l'une des bosses pariétales s'engage dans l'écartement opéré par les os pubis, tandis que l'autre bosse répond à la symphyse sacro-iliaque, ceci, non seulement favorise la progression du travail, mais encore donne une augmentation de quatorze à seize milimètres dans l'étendue du diamètre sacro-pubien.

Pour pouvoir pratiquer la symphyséotomie, il faut, à part les indications que j'ai mentionnées plus haut, que le fœtus soit en vie, que la présentation soit naturelle, et, autant que pos-

(1) Thèse soutenue à l'Ecole de Méd. d'Angers en 1773.

sible, qu'on ne soit pas obligé ensuite d'entraîner l'enfant par les pieds; que le col utérin soit largement dilaté et que la femme soit assez jeune pour qu'on n'ait pas à craindre l'ankylose du bassin, d'après M. le professeur Velpeau.

Manuel opératoire. — La femme doit être couchée et disposée sur un lit de la même manière que pour la version et l'application du forceps. Un aide fort soutient les épaules, deux autres les jambes, un quatrième tend la peau de l'abdomen, et le cinquième présente les instruments à l'opérateur. Le mont de Vénus doit être préalablement rasé. L'accoucheur se place à droite ou entre les jambes bien écartées; et, avec un bistouri convexe bien effilé, il commence l'incision à deux ou cinq centimètres au dessus du pubis sur la ligne médiane; il prolonge l'incision jusqu'au côté gauche du clitoris. La peau et le tissu cellulaire subjacents étant divisés, il tâche de tomber juste au milieu de l'articulation; en disséquant à la partie inférieure, il faut incliner l'incision un peu de côté entre le sommet de la grande et de la petite lèvre, et séparer même de la branche pubienne une des racines du clitoris, afin d'éviter plus tard des déchirures dangereuses. Dans les bassins viciés on ne rencontre pas toujours juste au milieu le cartilage inter-pubien; l'articulation peut être déviée plus ou moins à droite ou à gauche. Il y a des opérateurs qui font l'incision du cartilage dans un seul temps, mais ils risquent souvent d'aller plus profondément qu'il ne faut; ils peuvent par conséquent léser la vessie qui doit être vidée avant l'opération; on retient l'urètre par côté, au moyen d'un cathéter, pour éviter cet accident. D'autres, plus prudents, dissèquent couche par couche de haut en bas et de dedans en dehors.

Dans le cas d'ossification du cartilage et de la fusion des os pubis, M. Catolica, de Naples, a proposé de scier les os pubis sur leurs branches entre les deux trous sous-pubiens, ce qui fait éviter toute lésion de la vessie. MM. Imbert, de Lyon, et Stoltz, de Strasbourg, ont conseillé, pour faire cette opération, de se servir d'une scie à chaînette qu'on fait passer au moyen d'une forte et longue aiguille courbe. On la glisse le long de la face postérieure des pubis, en rasant l'os, et l'on fait sortir la pointe à côté du clitoris, entre un des corps caverneux et la branche descendante du pubis, à laquelle il est uni,

L'aiguille étant sortie, on adapte la poignée, on tend légèrement la scie entre deux mains; en la saisissant par les deux extrémités, quelques mouvements de va et vient suffisent pour diviser le pubis. Cela fait, une des poignées est ôtée, l'instrument retiré, et il reste une petite boutonnière qui se cicatrise facilement. Cette modification est introduite pour garantir les os sciés de l'accès de l'air, ce qui est moins à craindre que ne le croient ces auteurs.

Dans le procédé ordinaire, une fois la section faite il y a un écartement évident entre les os pubis, qu'on peut encore agrandir suivant le besoin en appuyant sur les épines iliaques, en les pressant de dedans en dehors et d'avant en arrière, ou en écartant légèrement les cuisses de la femme.

Si, malgré ce léger agrandissement des diamètres du bassin, l'accouchement n'avance pas, à cause de la cessation complète des contractions utérines, il faut le terminer avec les forceps; dans le cas contraire, on pourrait laisser la continuation du travail aux seuls efforts de la nature.

Après la délivrance, on nétoie la plaie, on la réunit par première intention, qu'on tâche de soutenir par un point de suture ou au moyen de bandeletts aglutinatives; on la couvre avec un plumasseau de charpie enduite de cérat simple; on met par dessus quelques compresses, et un bandage du corps pour contenir le tout.

La femme, rappropriée, est mise au lit sur le dos, en position horizontale; elle pourra cependant se coucher tantôt sur un côté, tantôt sur l'autre: ce qui favorisera un rapprochement plus intime des bords de la plaie. Une diète sévère, des boissons délayantes, quelques antispasmodiques et calmants sont prescrits. On combat les symptômes consécutifs par les anti-phlogistiques locaux et généraux, par les frictions mercurielles à hautes doses, par les doux laxatifs ou opiacés. Tout en surveillant l'écoulement des lochies, on recommande, d'autre part, le repos du corps, de l'esprit, et une tranquillité absolue.

Alphonse Leroy et M. Lescure conseillent d'empêcher la réunion des os du pubis, pour favoriser les accouchements postérieurs; c'est d'autant plus, que le vide opéré par la section du cartilage se remplit avec le tissu cellulaire par la suite; ce qui fait que le bassin conserve les diamètres acquis par l'opération. Pour que la guérison soit complète, il faut au moins six semaines, quelquefois plusieurs mois, malgré les cas exceptionnels où l'on dit l'avoir obtenue dans quinze jours.

La symphyséotomie est une opération grave pour la mère, et n'est pas toujours rassurante pour l'enfant : ses suites sont les fistules de la vessie faites au moment de l'opération, la claudication provenant de la non-réunion des os pubis, le déchirement des ligaments sacro-iliaques antérieurs, les inflammations consécutives du tissu cellulaire pelvien, les infiltrations séro-sanguinolentes, la métrite, la péritonite, maladies fort souvent mortelles.

M. le professeur Moreau dit que la, section des symphyses étant fort dangereuse, on ne doit y recourir que quand les circonstances ne permettent pas de pratiquer l'opération césarienne. Au reste, tant qu'on sera prévenu à temps de sa nécessité, on recourra toujours de préférence à l'accouchement artificiel prématuré, et c'est d'autant plus, que les circonstances qui sont favorables à la symphyséotomie, sont précisément celles qui indiquent la parturition artificielle provoquée.

DE L'OPÉRATION CÉSARIENNE.

L'opération césarienne consiste à pratiquer, aux parois de l'abdomen et de l'utérus une ouverture au travers de laquelle on tire le fœtus du corps de la mère.

L'origine de cette opération se perd dans la nuit des temps; elle est même, à vrai dire, complètement inconnue; les uns la renvoient jusqu'aux temps mythologiques et prétendent que Bacchus, fils de Jupiter, fut ainsi retiré du ventre de Sémélée par Mercure (1); qu'Esculape est venu au monde de la même manière, tiré par Apollon. On croit même que cette opération fut pratiquée chez l'ancien peuple d'Israel; car on trouve, dit-on, dans le *Talmud* et dans le *Mischajoth* des passages qui disent explicitement que l'enfant qui est né par la section du ventre n'a pas le droit de la primogéniture (2).

(1) Schweighauser, Ach., t. I, p. 218.
(2) Monsfeld, *Bulletin de Férussac*, t. II, p. 250.

D'autres prétendent que c'est Jules César qui lui a donné ce nom ; Guy de Chauliac, pour confirmer cette opinion, s'appuie sur le passage suivant de Pline : « Auspicatius enecta parente, gignuntur sicut Scipio Africanus prior natus, primusque *cæsus*, cæso matris utero, dictus, qua de causa *cæsones* appellati; simili modo natus est Manlius, qui Carthaginem cum exercitu intravit (1). »

Mais ce n'est qu'à la fin du seizième siècle, en 1580, que Rousset publia son *Traité d'hystérotomotokie*, où il insiste beaucoup, non seulement sur la réussite presque constante, mais encore sur l'inocuïté de cette opération. Par la suite, des discussions acharnées s'élevèrent pour et contre, jusqu'à tel point qu'il y a des pays où, à cause d'insuccès constamment observés, on a abandonné complétement sa pratique. La non-réussite peut fort bien dépendre de ce qu'on l'a pratiquée dans les cas de toute extrémité, lorsque le fœtus était déjà mort, qu'il avait causé par son séjour prolongé un épuisement des forces de la mère, une inflammation gangreneuse de l'utérus, et diverses autres complications fâcheuses. A part cela, il est nécessaire de dire que l'opération césarienne est une des plus graves de toutes celles qui se pratiquent sur la femme. Les quatre cinquiémes des malheureuses qui y ont été soumises ont succombé. Elle ne doit être par conséquent pratiquée que sur la femme morte, sur la vivante dans le cas que le plus petit diamètre du bassin a moins de deux à trois centimètres, que le fœtus soit encore en vie ou qu'il soit mort. Si ce diamètre a de trois à cinq centimètres et demi, on doit également la pratiquer si l'enfant est en vie.

L'opération césarienne se pratique fort souvent sur les femmes qui viennent d'expirer. La loi romaine (*lex regia*), qu'on rapporte à Numa Pompilius, ordonne d'ouvrir les femmes qui meurent enceintes pour conserver des citoyens à l'état. Cette loi, qui règne de nos jours dans les états chrétiens de l'Europe, ne doit être cependant exécutable qu'autant que le fœtus est en vie et viable, et qu'on ne puisse pas le faire venir au monde par les voies naturelles. J'ai vu assez souvent les contractions utérines survenir dans les derniers moments

---

(1) *Hist. Natur.*, liv. VII, 78, chap. 9

de la vie, et expulser dehors un fœtus mort, lorsque le bassin présentait les dimensions ordinaires. Toutefois si l'on fait cette opération après le décès, on doit premièrement bien s'assurer de la mort réelle de la femme, pour ne pas l'opérer pendant la syncope ou une léthargie, comme cela est arrivé plus d'une fois.

MÉTHODE OPÉRATOIRE.

Il existe quatre procédés différents de l'opération césarienne :

1° On incise sur la ligne médiane et parallèlement à l'axe du corps ;

2° On incise en dehors du muscle droit, du côté gauche de préférence ;

3° Les parois abdominales sont divisées transversalement sur l'un des côtés, depuis le bord externe du muscle droit jusqu'au niveau de l'épine iliaque antérieure et supérieure des os des îles ;

4° La plaie se trouve immédiatement au dessus du ligament de Poupart dont elle suit la direction depuis l'épine du pubis jusqu'au delà de l'épine iliaque antérieure et supérieure.

Il m'est impossible d'entrer dans des détails sur chacun d'eux ; je vais décrire seulement le premier, qui fut celui de Mauriceau et qui est généralement suivi de nos jours.

Premier procédé. — On prépare la femme à l'opération par l'usage prolongé des grands bains, de ceux de siége, par de doux laxatifs, des saignées du bras ; après quoi on attend que le travail soit bien déclaré et que la dilatation du col soit suffisante pour permettre ensuite l'écoulement des lochies.

On fait coucher la femme sur le dos en travers du lit ou sur une table garnie de matelas, la tête un peu élevée, les jambes et les cuisses légèrement fléchies ; elle sera maintenue par les aides, qui ne lui permettront aucun mouvement inconsidéré. Deux aides appliquent leurs mains sur les côtés et sur le fond de l'utérus pour le circonscrire très exactement, afin qu'aucun autre organe ne se présente pas sous le bistouri, et qu'on puisse pénétrer par son milieu sans toucher aux ligaments de Fallope.

On commence l'incision vers l'ombilic, sur la ligne médiane

avec un bistouri convexe, et on la prolonge de treize à seize centimètres près du pubis; on dissèque la peau, le tissu cellulaire couche par couche jusqu'au péritoine, qu'on refoule autant que possible avant de l'ouvrir; on agrandit la plaie avec un bistouri boutonné, en lui donnant une étendue suffisante pour l'extraction du fœtus; on évite soigneusement de blesser la vessie. L'ouverture de l'utérus exige autant de précautions pour ne pas toucher le fœtus avec la pointe de l'instrument tranchant. Pendant cette dernière incision quelques auteurs recommandent de faire pencher le corps de la femme en avant, pour ménager le col utérin et pouvoir obtenir en même temps une plaie moins étendue. Delayrie et Levret conseillent même de commencer l'incision de bas en haut pour éviter la sortie des intestins. Il faut, au moment du dernier temps, tâcher d'ouvrir la poche des eaux avant que l'incision soit terminée. Après cela on procède de suite à l'extraction du fœtus. On le prend par la partie qui se présente la première et la plus propice à cet effet. L'enfant étant dehors, on va chercher le placenta, qu'on décole et qu'on extrait par la même voie; quant aux membranes, on les roule en forme de cordon comme dans la délivrance naturelle, on enlève les caillots, on éponge et lave la plaie, et l'on tâche d'établir l'écoulement par l'orifice de l'utérus, qu'on ouvre en portant de temps en temps les doigts dedans.

L'opération terminée, on procède au pansement de la plaie, qu'on réunit par première intention à l'aide des sutures à points passés, ou de la suture entortillée. Celle de l'utérus dans peu de temps devient moins large de deux centimètres, et n'a par conséquent pas besoin des sutures; on laisse cependant une petite ouverture pour l'écoulement en dehors des liquides qu'on favorise en y mettant une mèche. On couvre la plaie avec les bandelettes aglutinatives, des compresses fenêtrées enduites de cérat, des plumasseaux de charpie, quelques compresses en languettes, et puis un bandage du corps par dessus tout, pour soutenir l'appareil.

On met la femme dans un lit propre, horizontalement sur le dos; la tête doit être élevée; on lui recommande le repos absolu; on prescrit une potion calmante dans le genre de celle-ci, à prendre par cuillerée :

Eau de laitue, quatre-vingt-dix grammes; eau de fleurs d'oranger, quinze grammes; laudanum liquide de Sydenham, trente gouttes; sirop d'éther, trente grammes.

On combat les symptômes consécutifs par les moyens appropriés selon leur gravité et leur intensité, comme après la symphyséotomie et toutes les grandes opérations chirurgicales.

Lorsque les diamètres du bassin sont propices à l'accouchement naturel, mais que le col utérin est, tantôt oblitéré, tantôt présentant des callosités, ou qu'il soit squirrheux, qu'il ait une descente de l'utérus, cas dans lesquels l'issue est complètement fermée à la sortie de l'enfant, les auteurs modernes ont proposé l'opération césarienne vaginale, qui, bien que moins grave que la précédente, ne doit pas être pratiquée sans une nécessité absolue.

Si l'orifice n'existe pas il faut pratiquer une ouverture artificielle au moyen d'un bistouri. Quelques praticiens, pour mieux voir les parties sur lesquelles on doit agir, ont recommandé de faire usage du *speculum uteri*.

On place la femme comme je l'ai dit mainte fois, principalement en parlant de la version (et dans le cas dont il s'agit, plutôt d'un débridement que dans celui de pratiquer une issue nouvelle). On conduit sur le doigt indicateur un bistouri boutonné et enveloppé d'une bandelette de linge jusqu'à un ou deux centimètres de son extrémité; arrivé au col, on pratique, tantôt une seule incision, tantôt plusieurs, qui sont alors moins profondes que si l'on n'en fesait qu'une seule. Il faut prendre beaucoup de précautions pour ne pas blesser l'enfant ni la vessie, en pratiquant l'incision sur le devant; il serait même plus commode et plus sûr de la faire par côté, et, au lieu de plusieurs, rien qu'une seule de chaque côté : ce qui me paraît très suffisant, d'autant plus que, moins on pratiquera d'incisions, moins on occasionnera de resserrement dans le col, qui vient après la cicatrisation, et oblige souvent dans les accouchements postérieurs à avoir recours au même moyen.

Les suites de cette opération est l'hémorrhagie, à laquelle on remédie par le tamponnement, les réfrigérants, les astringents et d'autres moyens que j'ai exposés dans l'article HÉMORRHAGIE, au commencement de ce travail.

Si la guérison de la plaie ne marchait pas assez vite, on cautériserait ces bords avec le nitrate d'argent. On doit mettre dans l'orifice utérin une grosse canule en gomme élastique, une mèche ou un linge effilé, pour favoriser l'écoulement des lochies, et empêcher l'occlusion complète.

En résumé, l'opération césarienne, rarement pratiquée de nos jours, deviendra encore de plus en plus rare, à mesure que l'accouchement prématuré artificiel, et principalement l'avortement dans les premiers mois de grossesse, sera plus fréquemment mis en usage dans la pratique ordinaire, et dans le cas où l'on constatera l'impossibilité de l'accouchement, même par d'autres méthodes opératoires qui s'exécutent sur le fœtus, ou la symphyséotomie sur la mère. On ne la pratiquera plus que dans les cas extrêmes, où l'on n'a pu mieux faire, où l'on n'a pas prévu assez à temps le degré de rétrécissement que puissent offrir les divers diamètres du bassin de la femme, ainsi que dans le cas où cette dernière vient d'expirer, et qu'il sera impossible de faire venir au monde le fœtus par les voies naturelles.

DES GROSSESSES EXTRA-UTÉRINES.

Il arrive parfois que l'ovule fécondé, au lieu de descendre dans la cavité du corps de l'utérus, reste dans l'ovaire ou s'arrête dans la trompe de Fallope, ou il s'échappe même dans la cavité péritonéale du bas-ventre. C'est à cette sorte d'arrêt ou d'extravasion de l'ovule fécondé, qu'on a donné le nom de *grossesse extra-utérine*.

On attribue ce phénomène de génération à une émotion morale trop vive, à une frayeur, par exemple, que la femme peut éprouver pendant la copulation, à des maladies diverses de l'organe gestateur, principalement au ramollissement de son tissu, à ses déchirures causées par les coups portés sur la matrice.

La grossesse, dans cet état de choses, poursuit sa route ordinaire, sans être astreinte à aucune règle précise; elle peut se terminer dans les cinq mois de durée, en causant quelquefois la mort à la femme, comme elle peut persister vingt-cinq et quarante ans, sans porter aucun préjudice à la santé de celle qui est enceinte.

La terminaison de la grossesse extra-utérine a lieu le plus souvent par les seuls efforts de la nature. L'embryon se change en ce qu'on appelle le *gras des cadavres*, et il est absorbé par l'économie de la femme. Si les os sont déjà formés, l'ovoïde peut changer en un kyste qui loge impunément dans la cavité du bas-ventre, sans gêner le moins du monde les fonctions physiologiques de celle qui le porte. Il s'établit quelquefois une inflammation tout autour de l'ovoïde, et forme un abcès qui s'ouvre dans la matrice, la vessie, le rectum ou dans l'une des aînes, par où sortent des débris de l'embryon; ce qui peut occasionner les inflammations violentes des divers organes du bas-ventre, et causer la mort ou l'élimination du corps étranger; ensuite les issues se cicatrisent peu à peu, et le rétablissement complet à lieu.

D'autres fois l'art est obligé d'intervenir pour sauver la vie à la femme, et c'est dans ce but qu'on pratique les opérations diverses connues sous les noms de *gastrotomie*, lorsque le produit de la fécondation se trouve dans la cavité abdominale; *gastrotubotomie*, lorqu'on ouvre les parois du ventre, pour aller à la recherche du fœtus, qui loge dans l'ovaire, dans un ligament large, ou dans l'une des trompes de Fallope; *gastro-hystérotomie*, opération qui consiste dans l'ouverture de l'abdomen et de l'organe gestateur lui-même, ce dont je viens de parler dans l'article précédent. Quant aux autres de ces opérations, elles se pratiquent si rarement, qu'il me serait impossible de les astreindre à quelque règle générale de la méthode opératoire; car dans ces cas, on procède différemment, selon l'endroit où se présente la tumeur, selon son volume plus ou moins considérable, selon son insertion sur les organes plus ou moins importants qu'on doit ménager pendant l'opération.

Il me suffira par conséquent de les avoir nommées pour en donner une idée, d'autant plus que leur développement surpasserait les bornes de mon opuscule.

DE LA DÉLIVRANCE.

Pour terminer la parturition artificielle, il me reste à dire encore ici quelques mots sur la délivrance artificielle, qui est la fin de tout.

On entend par ce mot *délivrance* l'expulsion naturelle ou artificielle des annexes du fœtus hors du sein de la femme. La délivrance artificielle consiste dans le décollement du placenta effectué par la main de l'accoucheur.

Dans les accouchemens naturels, le placenta, avec les membranes amniotiques, vient de lui-même se présenter à l'orifice utérin; il franchit le col, et sort en dehors. Il suffit pour cela d'exercer quelque légères tractions sur le cordon, exécutées d'abord selon l'axe du détroit supérieur, en fesant glisser jusque dans le vagin deux doigts, avec lesquels on appuie légèrement sur la tige omophalo-placentaire, au moment qu'avec l'autre main on tire à soi, les contractions utérines persistant, le délivre, se détache peu à peu, et plonge dans l'excavation du petit bassin; alors on change de direction, on tire selon l'axe du détroit inférieur, et il est bientôt dehors.

Cette manière de faire est cependant quelquefois insuffisante, surtout si l'on pratique nonchalamment, sans précaution; on peut occasionner non seulement la rupture du cordon, ce qui est le moindre mal, mais encore le renversement de l'utérus, par des tractions forcées et mal combinées. On doit pratiquer la délivrance atificielle dans les cas de l'existence des hémorrhagies, des convulsions, de la syncope, de l'inertie de la matrice, de l'adhérence plus que normale de la face externe du placenta, de celle qui correspond directement aux parois de l'utérus (les auteurs citent à cet égard des cas où l'on a vu des ossifications des vaisseaux utéro-placentaires); l'existence du resserrement spasmodique de l'orifice interne, ou de l'orifice externe du col utérin, observée souvent à la suite de l'emploi du seigle ergoté, du resserrement du corps entier ou partiel de la matrice (ce qui occasionne un enchatonnement du placenta, qui est tantôt enchassé comme le verre d'une montre, tantôt pressé par les parois utérines, ou que ce dernier organe se trouve divisé en plusieurs compartiments plus ou moins spacieux : ceci est dû à un resserrement partiel des parois et même des couches fibreuses de l'utérus, dans l'un desquels ou dans plusieurs le placenta se trouve enfermé); dans tous ces cas, disons-nous, l'intervention de l'art plus ou moins active est indiquée, soit en employant les moyens médicaux, tels que les excitants généraux et locaux, les opiacés à haute dose dans l'état du spasme nerveux, l'application de la pommade de belladone sur les orifices du col; les frictions sèches pratiquées sur le bas du ventre, les titillations du col dans l'inertie, les injections d'eau froide dans la veine ombilicale: ces moyens peuvent être d'une très grande utilité.

Un accouchement artificiel ne demande pas toujours que la délivrance soit de même: on la pratique assez souvent après la parturition spontanée, lorsque l'une des complications que je viens de mentionner survient après elle, et si l'accident survenu, exige une prompte délivrance, on l'exécute artificiellement de la manière suivante.

On introduit la main droite dans les organes de la femme, comme pour faire la version, avec tous les ménagements et précautions possibles, tandis qu'avec la gauche, on comprime l'utérus à travers les parois abdominales, pour le fixer; on glisse les doigts entre les parois de l'utérus et le placenta, qu'on détache peu à peu, et le plus doucement possible sans causer aucun tiraillement, aucun déchirement du délivré, et principalement des plans musculaires internes de la matrice. Une fois que le placenta se sépare, on l'empoigne à pleine main, et on l'entraîne dans le vagin, en fesant exécuter des mouvements de rotation pour faire une espèce de corde, de manière qu'on fait venir en même temps les membranes ammiotiques, qui pourraient rester dedans, si l'on agissait différemment et avec précipitation.

La délivrance faite, on doit bien veiller à ce que la réduction de l'utérus s'opère complètement; c'est ce qu'on favorise par les applications de quelques serviettes chaudes sur le basventre, que l'on ceint d'une ventrière, ou d'une large et longue serviette chauffée préalablement. La position de la malade au lit doit être horizontale sur le dos, la tête au même niveau que le restant du corps. Dans les premières heures qui suivent la délivrance, on fait croiser les pieds l'un sur l'autre, on recommande une diète, un repos et un silence absolu. On prescrit une légère infusion de tilleul et de feuilles d'oranger en premier lieu; on fait prendre des boissons adoucissantes par la suite.

Pour éviter l'exacerbation de la fièvre de lait, qui survient dans les trois premiers jours, on conseille de mettre bien de bonne heure l'enfant au sein, si la mère doit le nourrir; dans le cas contraire, on prescrit des tisanes diurétiques et légèrement laxatives; le petit-lait de Weiss et d'autres pareils, pour prévenir l'engorgement laiteux des seins.

XVIIme OBSERVATION.

Accouchement naturel ; adhérence anormale du placenta ; rupture du cordon ombilicale ; hémorrhagie par cette voie ; délivrance artificielle.

Le 7 avril 1845, au soir, je fus appelé par une sage-femme auprès de l'épouse Morel, âgée de vingt-deux ans, d'une forte constitution, d'un tempérament lymphatico-nerveux, d'une haute stature, cheveux châtains, mère déjà d'un enfant, accouchée pour la troisième fois, habitant le quartier de la Roche, à Rive-de-Gier.

L'accouchement, d'après le dire de celle qui assistait la malade, n'a rien offert qui ne fût heureux. Après la sortie de l'enfant, elle voulut exercer de légères tractions sur le cordon, pour hâter la délivrance totale ; mais il lui fut impossible d'avancer le moins du monde : au contraire, au bout de trois quarts d'heure d'efforts inutiles, le cordon se rompit entre ses mains, et une hémorrhagie intense se déclara par cette tige. Ce fut alors que l'on vint à la hâte pour me réclamer.

Rendu auprès de la malade, j'ai observé ce qui suit : position horizontale sur le dos, figure pâle, la peau et les extrémités froides ; le pouls petit, concentré à cent trente-trois ; la voix faible, le ventre légèrement balonné, contenant un corps étranger ; hémorrhagie externe abondante.

Sur cela, j'ai plongé la main dans le vagin, qui s'est rempli de caillots de sang, dont je l'ai débarrassé. Parvenu au col, je n'ai pu introduire que deux doigts, tellement il était resserré, quoiqu'il n'y eût pas encore une heure depuis l'accouchement. Malgré l'exiguïté de ma main et la longueur de mes doigts, j'ai eu mille peines à pénétrer dedans. En ce moment je soutenais la matrice à travers les parois de l'abdomen avec ma main gauche, pour la fixer et pouvoir mieux agir. Lorsque j'ai voulu détacher peu à peu le placenta, en fesant glisser mes doigts entre les parois externes et internes de l'utérus, j'ai éprouvé une résistance très difficile à vaincre. Il y avait une adhérence anormale ; la face interne de l'organe gestateur semblait être soudée à celle de l'arrière-faix ; et, au lieu de les détacher, je ne pouvais les séparer qu'en les déchirant morceau par morceau. La femme fesait des cris épouvantables dès que je recommençais à opérer; emportée par la douleur, et dans un moment de vivacité, n'étant pas assez retenue, elle passa une de ses jambes par-dessus ma tête, se mit sur ses genoux et les mains à travers son lit. Je n'ai pas lâché prise pour cela; cette position me favorisa même pour l'extraction du placenta, que j'obtins au bout d'une demi-heure. J'ai même été obligé d'avoir recours à de longues pinces, comme celles qui servent pour l'extraction des polypes, pour la delivrer en entier,

Cela une fois obtenu, l'hémorrhagie cessa complètement, l'utérus revint à son volume. La femme fut couchée horizontalement sur le dos; je lui serrai le ventre avec une serviette, et prescrivis la diète, les boissons adoucissantes et rafraîchissantes, des injections émollientes dans le vagin; et elle s'est parfaitement bien remise dans l'espace de dix jours.

La délivrance artificielle se pratique si fréquemment dans l'exercice de l'art des accouchements, que je ne pensais pas citer ici des observations, à l'appui de mes assertions émises plus haut; car c'est une chose trop commune: les sages-femmes mêmes la pratiquent journellement. Dans le cas qui s'est offert à mes yeux, et dont je viens de relater quelques détails, ce qui m'a paru digne d'être rapporté ici, c'est la double cause qui exigeait l'intervention de l'art, savoir : l'hémorrhagie par la tige omophalo-placentaire, et l'adhérence anormale des parois externes du placenta contre la face interne de l'utérus.

Je finis ici ce que j'avais à dire sur les causes et les moyens auxquels on doit récourir pour terminer les accouchements artificiels.... Bien heureux si je n'ai commis que des fautes dans une langue qui n'est pas la mienne !... Il n'était pas dans mes intentions de faire de la phraséologie, que je serais d'ailleurs bien embarrassé de faire : mon seul but fut d'exposer les principes généraux de cette partie de l'art de guérir, et de les appuyer autant que possible par les faits pratiques;.... bien heureux encore si j'ai résolu au moins d'une manière satisfesante le problême que j'ai mis en tête de ce travail! En finissant donc, je dirai :

Primum vidi, postea legi, cogitavi dudum,
Tandem calamo timido egi.
. . . . utinam bene!.....

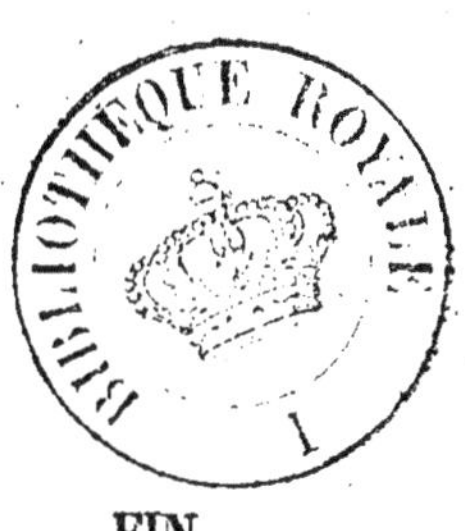

FIN.

TABLE DES MATIÈRES.

DEUXIÈME PARTIE.—MANOEUVRES OBSTÉTRICALES

FIN DE LA TABLE.

www.ingramcontent.com/pod-product-compliance
Ingram Content Group UK Ltd.
Pitfield, Milton Keynes, MK11 3LW, UK
UKHW021054200726
13857UKWH00003B/913